龚仆◎主编

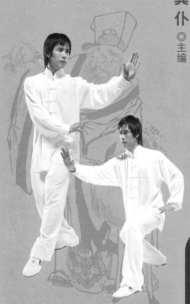

小功法治百病

掌中查

上海科学普及出版社

图书在版编目（CIP）数据

小功法治百病掌中查 / 龚仆主编.—— 上海：上海
科学普及出版社，2013.11

（掌中查享生活）

ISBN 978-7-5427-5906-1

Ⅰ.①小… Ⅱ.①龚… Ⅲ.①经络－穴位按压疗法－
图解 Ⅳ.①R224.1-64

中国版本图书馆CIP数据核字（2013）第248560号

责任编辑 张怡纳

小功法治百病掌中查
龚 仆 主编
上海科学普及出版社出版发行
（上海中山北路832号 邮政编码200070）
http://www.pspsh.com

各地新华书店经销 北京缤索印刷有限公司
开本 880×1230 1/64 印张 4.375 字数 140千字
2013年11月第1版 2013年11月第1次印刷

ISBN 978-7-5427-5906-1 定价：24.80元
本书凡印刷、装订错误可随时向承印厂调换 010-62967135

目录

CONTENTS

第一章
一日养生小功法

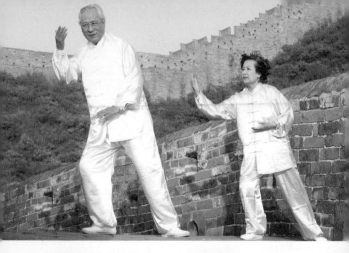

第二章

从头到脚养生保健小功法

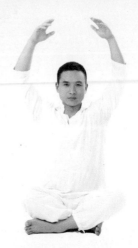

第三章

实用祛病小功法

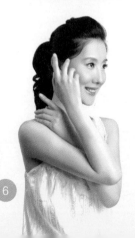

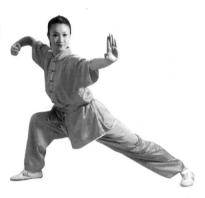

7

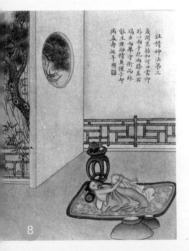

第四章
保健强身小功法

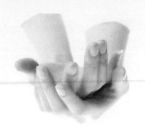

第五章
美容美体小功法

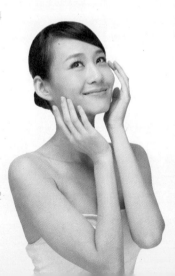

第六章
特殊人群保健小功法

简易传统小功法

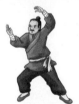
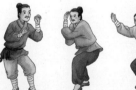

现代社会，快节奏的生活方式和沉重的社会生存压力，给我们的身心健康造成很大的影响。如何衡量一个人身体和精神上的健康状况呢？相关专家给出了一系列健康测试小功法，供大家参考。

1.双手上下背后相握

《动作详解》

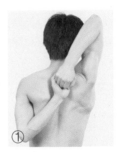

站立，背部挺直，右臂贴耳上举、伸直，前臂向颈后方向弯曲，手心向内。左臂从后背下方向上弯曲，手心向外，与右手交握。换另一侧进行同样的测试（图①）。

《动作要点》

双手能否互相接触，以及接触的程度。一般来说，健康状况良好者双手能完全握住。

◎了解自己的肩部肌肉群、上臂肌肉群、上背部肌肉群的活动能力。

◎了解自己肩关节、肩胛骨的活动范围。

◎了解自己驼背的程度（只有胸腔充分扩张才能双手互触）。

2.反握手腕胸前翻转

《动作详解》

① 双手在体前平举，手背相对，手腕上下交叉，使掌心相对，并且十指相握（图②）。

② 弯屈肘部，将交叉相握的双手由下向胸部方向翻转（图③）。

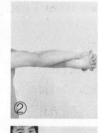
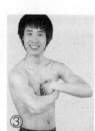
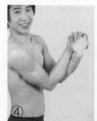
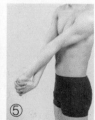

❸再将交叉相握的双手由胸部向上、向外翻转，伸直（上页图④⑤）。

⟪动作要点⟫

　　在翻转后，双肘是否能伸直，双手掌心是否还能紧紧相贴。

⟪测试结果⟫

◎了解自己的肩部肌肉群、上臂肌肉群、前臂肌肉群的活动能力。

◎了解自己腕关节、肘关节及相关韧带的活动范围。

◎了解自己上肢的老化程度。

3.燕式平衡

⟪动作详解⟫

　　站立，双腿并拢，双臂侧平举至与地面平行。呼气，上半身前倾至与双腿成90°角，同时抬高左腿至与地面平行，抬头，目视前方。保持一段时间后，换另一侧进行同样的测试（图⑥）。

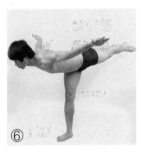

上身躯干与抬起的腿是否能成一条直线并平行于地面；在完成姿势上能坚持多长时间，对于普通人来说坚持50~60秒就算不错了，超过1分钟属于优良。

测试结果

◎了解自己的核心肌肉群的力量、稳定性。有趣的是，这个动作看起来与腰腹部一点关系也没有，但事实上腹部在放松状态下是无法完成这个动作的，只有腰、腹、背部都充分收紧才能完成。

◎了解自己的平衡能力、内耳前庭老化程度及机体协调能力。

◎了解自己的下肢力量。

4.单腿站立

动作详解

站立，双腿并拢，双臂自然放于身体两侧，同时将右腿抬至离地约20厘米，将足尖绷直。保持一段时间后，换另一侧进行

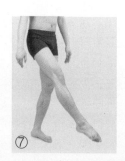

⑦

同样的测试（上页图⑦）。

保持单腿站立，如果出现身体倾斜超过45°、站立的那条腿发生移动，或悬空的那条腿触地等情况，停止计时。普通年轻人超过30秒为及格。

（测试结果）

◎了解自己足底的本体感受器、内耳前庭的衰老程度。

◎与衰老相伴而生的肌肉无力、反应迟钝等也会影响平衡感，所以，通过这个测试也能了解自己的肌肉力量和反应能力。

5.手臂体前平举放纸测试

（动作详解）

站立，双腿并拢，双臂在体前平举，双臂保持平行，掌心向下，将一张白纸平放在左手或者右手上面（图⑧）。

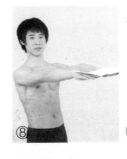
⑧

（动作要点）

看白纸抖动的程度。

◎了解自己的自主神经系统的健康状况。

◎了解自己是否患有某些疾病，如神经系统疾病、代谢性疾病、甲亢、帕金森病（震颤麻痹）等。

6.垫高站立前俯

《动作详解》

在小凳子上站直，足趾与凳边平齐，双腿并拢、伸直。呼气，上半身向前弯曲，手臂向足趾方向尽量伸展（图⑨）。

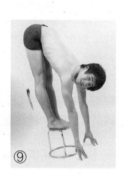

⑨

《动作要点》

测试前应先做10分钟轻缓的有氧热身。膝关节全程不能弯曲，测试手指尖所能触到的最远距离，普通年轻人若不能触到自己的足尖算不及格。

《测试结果》

了解自己的腰背部、股二头肌等肌肉的硬化程度。

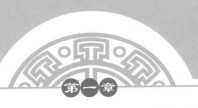

第一章
一日养生小功法

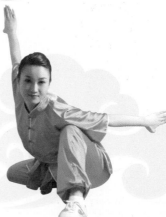

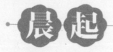

主要穴位标准定位

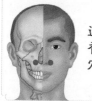

迎香穴

迎香穴：在面部，鼻翼的外缘中点旁，鼻唇沟中。

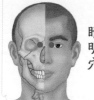

晴明穴

晴明穴：在面部，目内眦角稍上方的凹陷中。

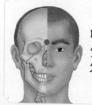

印堂穴

印堂穴：在额部，两眉头之中间。

❀ 实用小功法

轻推面部

《操作方法》

  操作者取坐位，用中指指腹按揉迎香穴，先往里旋转5下，再往外旋转5下，然后沿鼻旁慢慢推至睛明穴，按压睛明穴5下，再用单手推至印堂穴，按压5下，另一手推至印堂穴再按压5下（图①②③）。

《实际功效》

  经常进行上述的穴位按摩有助于改善面部血液循环，刺激面部神经的活性，并能促进新陈代谢，解除面部痉挛，达到美容功效，起到美白、祛斑、祛皱等作用。

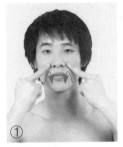

①

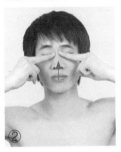

②

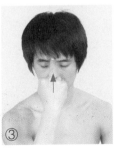

③

掌抓头部

早晨睡醒后，先侧卧，将五指张开屈曲呈爪状，用指腹梳同侧半边头，方向从前发际梳至后发际，力度适中，反复30~40下，再换另一侧（图④）。

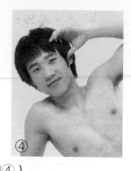

④

提高大脑功能，起到醒脑提神的作用。

顶头抬背

操作者仰卧在床上，双腿伸直紧贴床面，双臂自然放在身体两侧，背部抬高，头顶在床上，坚持1分钟（图⑤）。

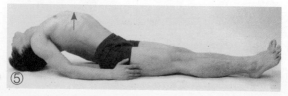

⑤

此功法有利于促进血液流入大脑，增加大脑皮质的兴奋度，进一步增强大脑的活动能力，起到活跃脑细胞的作用。

展开臂腿

《操作方法》

平躺在地板上，双臂朝身体两侧平伸，并与躯干垂直，手心向上；双腿也分别向身体两侧伸展，尽量与地面平行，脊背紧贴地面，不要抬起（图⑥）。

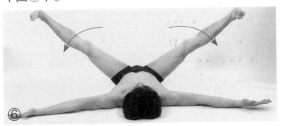

⑥

《实际功效》

此功法能促进全身的血液循环，有助于缓解疲劳和增进新陈代谢，有利于醒脑明目、改善脏腑功能，使人神清气爽。

展双臂侧弯腰

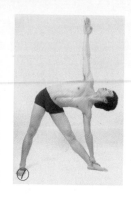

《操作方法》

站立，双腿尽量打开，左足外旋90°，上身向左倾斜，使左手掌贴在左足踝处。右臂向上伸直，与地面垂直，目视右手指尖。稍后，换方向进行（图⑦）。

《实际功效》

此功法有利于舒展筋骨，改善四肢的功能，并促进血液循环，还可帮助大脑减轻疲劳。

跪坐叩首

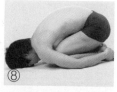

《操作方法》

操作者跪坐在地上，臀部坐到足跟上，上身前屈，两手抱住脚，头点在地上（图⑧）。

《实际功效》

此功法可缓解疲乏、困倦等问题。

掌搓颈部

操作者取坐位，将双手搓热，用手掌搓颈侧，每侧重复20~30下，至颈部发热为宜（图⑨）。

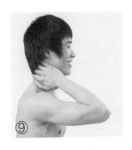

改善机体的血液循环，以便进一步增强机体的免疫力，对小儿体虚、免疫力低下等有显著改善作用。需要注意的是，在按摩颈部时动作要轻柔并且要缓慢，以操作者能承受为佳。当掌心的热度消退时，要再次搓热后进行按摩。

扩展胸部

❶ 操作者取站位，双足分开与肩同宽，连续做3下扩胸动作，手臂与肩要持平（图⑩）。

❷ 然后手臂向前伸直，再

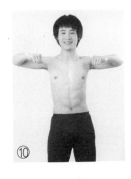

13

向两侧平展，重复上述动作30~40下（图⑪⑫）。

该功法可以起到丰胸的作用，并可以有效地缓解和改善呼吸系统问题。

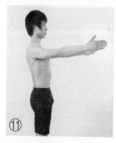
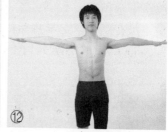

⑪

⑫

交叉捶打腰肩

《操作方法》

操作者取站位，双手半握拳，用右手捶打左肩，同时用左手捶打右腰，捶打3下，然后交换方向，轮流交替反复30~40遍。此动作可边走边进行（图⑬）。

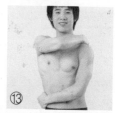

⑬

《实际功效》

此功法可促进腰部、肩部的血液循环。

摇动下身

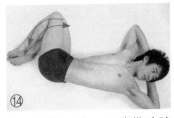

　　操作者躺在床上，屈膝收腿，十指相交，掌心放在脑后。上半身保持不动，双膝带动髋部，进行左右摇晃动作（图⑭）。

《实际功效》

　　此功法可促进下肢的血液循环，有效治疗和缓解关节方面的疾患，并具有一定的瘦腿功效。

头曲上身

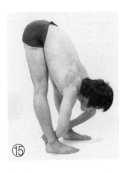

《操作方法》

　　操作者两腿分开，与肩同宽，双腿伸直，上身向下弯曲，两手交叉相握于对侧足踝后（图⑮）。

《实际功效》

　　此功法有利于改善全身的血液循环，并增加大脑的供血量，起到醒脑提神的作用。

床上运动

❶ 平躺在床上，屈膝，同时双手扶住臀部，上身稍稍前倾，深吸气5秒，再呼气5秒，同时膝盖向上抬起，尽量靠近胸部，维持3次呼吸即可（图⑯）。

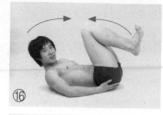

❷ 将双手放在头后，肘部向两侧完全展开，屈膝约呈90°。双足离床，肩部放松。呼气的同时收缩腹肌，膝盖向上抬靠近胸部。

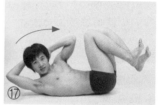

臀部上抬，稍稍离开床垫，保持腹部肌肉紧绷。吸气，同时降低臀部，恢复开始姿势（图⑰）。

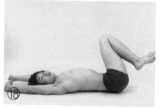

❸ 双臂伸直上举过头顶，双手轻握，吸气；吐气的同时屈膝转体使身体成为新月形；拉伸臂

16

部至肋骨下端处的肌肉，感受整个体侧伸展开（上页图⑱）。

④换另一侧做相同动作。

　　此功法能够锻炼腹部和腿部肌肉，有美腿和减掉腹部赘肉的功能，并且可以促进血液循环，帮助机体恢复和增进新陈代谢。

缩唇

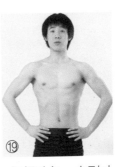

①精神放松，双眼正视前方。双足自然分开，与肩同宽；双手叉腰。

②先深吸一口气，稍稍停顿片刻。

⑲

③然后缩唇，但是不要用力，慢慢吐气，直到吐完为止，为一个周期，反复10个周期（图⑲）。

　　经常进行上述缩唇运动有助于改善和缓解脑卒中引起的口眼歪斜症状，还可以促进大脑功能的正常发挥。

午后

实用小功法

梳头

《操作方法》

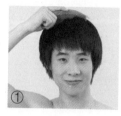

用梳子从前额经头顶向后梳，再从头侧由前向后梳，速度逐渐加快，力度适中，每分钟20~30下，每天坚持做3~5分钟（图①）。

《实际功效》

此功法有利于激活大脑皮质的活力，提高脑细胞的运动功能，积极改善和缓解大脑的疲劳，从而消除疲劳。

转颈

《操作方法》

先用中指反复按摩后颈部位，用力要由轻渐重，直至发热为宜，然后左右前后转动颈部，转颈时速度要缓慢，幅度要大（图②）。

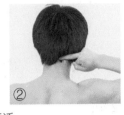

　　颈部的转动可以带动肩部的运动，有利于促进肩部血液循环，缓解肩部不适。

搓面

《操作方法》

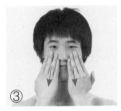

　　双手搓热，手掌平放在面部，双手中指分别由上沿鼻两侧向下至鼻翼两旁，反复揉搓，至面部发热为宜，然后闭目，再用指腹按摩眼部及周围（图③）。

《实际功效》

　　用温热的双手搓面，有利于促进面部的血液循环，改善面部诸多问题。

弯腰

《操作方法》

　　自然站立，双足分开同肩宽，先左右侧弯

30下，再前俯后仰30下，最后扩胸30下（图④⑤⑥）。

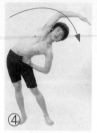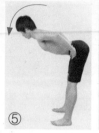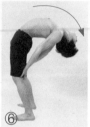

④　　　　　　⑤　　　　　　⑥

《实际功效》

　　本组练习可以调节神经功能，消除疲劳，使人远离亚健康状态。还可以预防肥胖、心脑血管病、糖尿病和骨质疏松等病症。

击掌

《操作方法》

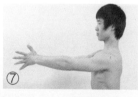

⑦

　　双手向前平举，五指伸直展开，用力击掌，越响越好，一般做20下左右（图⑦）。

《实际功效》

　　改善心脑血管疾病，并增强大脑神经功能。

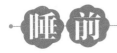

睡前

主要穴位标准定位

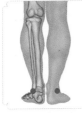

昆仑穴

昆仑穴：在踝区，外踝尖
与跟腱之间的凹陷中。

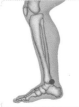

太溪穴

太溪穴：在踝区，内踝尖
与跟腱之间的凹陷中。

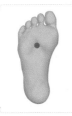

涌泉穴

涌泉穴：在足底，屈足卷
趾时足心最凹陷处。

❖ 实用小功法

按摩昆仑穴、太溪穴、涌泉穴

《操作方法》

　　用拇指、食指指腹拿捏昆仑穴和太溪穴，每穴位每次按3~5分钟。然后将足心翻转向上，用手掌沿足尖到足跟，再沿足跟到足尖轻擦，反复数遍，至足底发热为宜。最后双手搓热，用手掌盖住足心涌泉穴，让热力由足心向上扩散（图①②）。

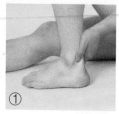

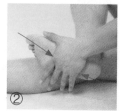

《实际功效》

　　足部有很多反射区，经常按摩对改善脏腑器官功能有显著的疗效。

单腿跪伸展

《操作方法》

　　坐在床上，右腿伸直，左腿屈膝，左足放在

左臀旁。双手握住右足，并且使前额尽量贴近右腿，稍后再换另一条腿进行伸展（图③）。

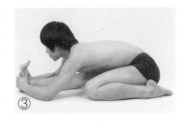

此功法利于锻炼韧带和肌肉，恢复身体的柔韧性和紧实性；同时，前额向下，有利于为大脑提供充足的血量和氧气，使大脑舒适并有困倦感，可更好地促进睡眠。

完全式呼吸

《操作方法》

取坐位，左足放于右大腿上，右足放于左大腿上，挺直脊柱，双手呈兰花指放于双膝上，先缓慢深长地吸气，使胸部吸满空气；再慢慢呼气，排空肺部的空气（图④）。

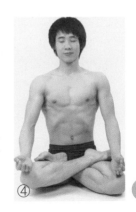

23

深长地吸气和呼气，有利于宁神静心，缓解焦虑情绪，还可以改善失眠、多梦等睡眠质量差的问题。

养·生·笔·记

药物泡足

◎**操作方法**：睡前1小时泡足，水没过足面，最好至足踝，浸泡时间为15~30分钟，水中可酌情加入红花、生姜、艾叶、夏枯草、花椒、盐、醋等。其中红花、生姜、艾叶、夏枯草、花椒要事先用水煮5分钟。红花适用于心脑血管疾病、血液循环不良所致的肢体麻木，以及女性闭经或痛经等；生姜适用于风湿性关节炎、类风湿关节炎、足凉、风寒感冒等；艾叶适用于气管炎、支气管炎、哮喘等；夏枯草适用于高血压病、头痛、眩晕等；花椒适用于脚出汗、脚气、湿疹等；盐适用于高血压病、下肢肿胀、白天走路过多所致的不适等；醋适用于足跟骨刺、骨质增生、脚气等。

◎**实际功效**：有利于促进血液循环，调节机体新陈代谢，活血化瘀，调节阴阳，调和脏腑气血，消除疲劳，保证睡眠质量。

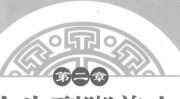

第二章

从头到脚养生
保健小功法

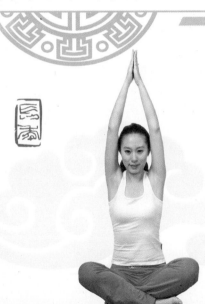

头部

❖ 实用小功法

高桥式健脑操

《操作方法》

❶ **上下耸肩运动：**两足分开立与肩同宽，两肩尽量上提，使头贴在两肩头之间。稍停片刻，令肩头自然落下，反复做8遍（图①）。

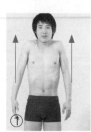

❷ **背后举臂运动：**两手手指于背后交叉，伸直手臂，并用力上举，状似用肩胛骨向上推头的根部，保持2~3秒，两臂猛地落下，然后顺势翻腕，使手心向下，用力下压，反复做2~3遍（图②）。

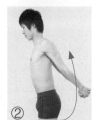

❸ **叉手侧伸运动：**屈肘，十指交叉于胸前，两手迅速前伸，

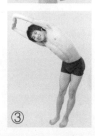

同时迅速向上翻转，使头夹在伸直的两手臂之间，然后腰向右侧尽量弯曲，注意重心要平衡，左右反复做5~10遍（上页图③）。

❹ **叉手转肩运动：**十指交叉相扣置于胸前，向前伸直，尽量左右转肩。手臂和头必须跟着转肩的方向向左右转，转动幅度要等于或大于90°，左右转肩1次结束后，注意还原到开始时的姿势，左右交替进行5~10遍（图④）。

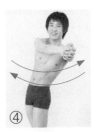

❺ **前后曲肩运动：**先使两肩尽量向后靠拢，状如两肩胛骨要碰在一起似的；接着用力让两肩向前靠拢，如同两肩会在胸前闭合似的。前后交替进行5~10遍（图⑤⑥）。

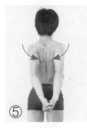

❻ **前后转肩运动：**曲肘，旋转肩部。先从前向后旋转，再从后向前旋转。具体的旋转次数自行决定（下页图⑦）。

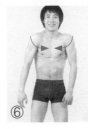

⑦ 点头摇头运动：将双手放在身后，两手交叠，手背轻触腰际，身体挺直。使头部做前倾、后仰动作，动作由轻到重，幅度逐渐加大（图⑧）。

⑧ 扭转脊柱运动：两臂放松，自然下垂，两手半握拳。身体向左右两个方向分别扭转，往左转时用左拳背击打右腰部，向右转时用右拳背击打左腰部（图⑨）。

⑨ 张嘴伸指运动：先垂手站立，掌心向前；再将双手用力握紧成拳，同时将两嘴角向两侧下方撇，使嘴成"八"字形；坚持一会儿后，大喊一声"哇"，在张大嘴的同时，将握拳的手指猛然伸开，指与指之间尽量张大，如枫叶状（下页图⑩）。

⑩ 出手抓物运动：首先将两手放在胸前，并将两

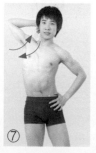 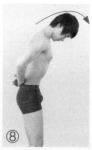 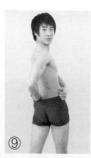

⑦　⑧　⑨

手指尽量向前伸展，随即猛然向前伸出两臂，同时像抓住什么东西似的用力将手握成拳头（图⑪）。

⑪ **搓擦两手运动：** 先合掌来回摩擦，至掌心发热为止；再用右手掌用力摩擦左手背，用左手掌用力摩擦右手背，以局部皮肤出现温热感为宜（图⑫）。

⑫ **手攥四指运动：** 先用右手轻轻攥住左手食指、中指、无名指和小指；然后用力攥紧，一松一紧，从左手指尖逐渐向指根和手背方向滑动，然后换手进行运动（下页图⑬）。

⑬ **四指攥拇运动：** 用右手的食指、中指、无名指和小指将左手的拇指攥在手心，有节奏地反复用力攥几遍，然后再换手重复做（下页图⑭）。

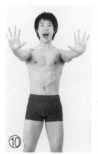
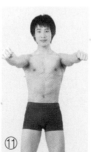
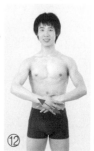

⑩　⑪　⑫

⑭屈指数数运动：像屈指数数时那样，先将双手的拇指同时屈曲，再屈曲两手食指，接下去依次使5个指头均屈曲，呈握拳状；然后从小指开始，依次使两手五指伸开。屈曲和伸开动作为1遍，连做5~10遍。接下去再做双手的非对称屈指运动，即左右手动作相反，或动作交错（图⑮）。

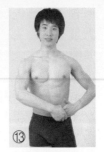

⑮垂手摇摆运动：放松手腕，使其自然下垂，先上下迅速摆动；然后向横的方向来回甩动（下页图⑯）。

⑯指压颈后运动：双手交叉抱于脑后，先用拇指按压颈后部位，2~3秒后松开；接着再按压2~3秒，再松。随后按摩周围皮肤，这样拇指按顺

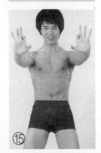

时针、逆时针方向交替按摩直径2~3厘米的区域（下页图⑰）。

⑰指压头两侧运动：双手拇指有节奏地按压头

两侧和耳部下方，力度适中，以出现微微的酸胀感为宜（图⑱）。

⑱ 指压颈两侧运动： 双手抱于脑后，用拇指从耳朵后方圆形硬骨（颞骨乳突，完骨）下开始，向下按压至颈部中段（图⑲）。

⑲ 举臂呼吸运动： 双手合掌，放在胸前，再将两掌心紧贴着，并往头顶正上方举起双臂，同时深吸气，在双手到达最高处时，全身要用力伸展一下；然后两手分开，两臂伸直由身体两侧平稳落下，同时呼气（下页图⑳）。

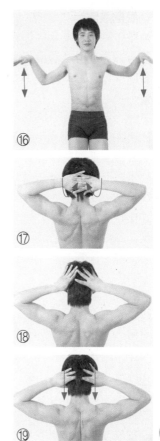

⑯

⑰

⑱

⑲

⑳ **控制意念：**

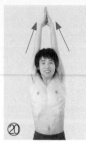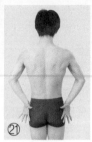

静立，两腿分开与肩同宽，腿部放松，两臂下垂，掌心向外，置于身体两侧，双手拇指与其他四指使劲张开，每个指头都要用力，拇指指向身后。然后调整呼吸，小腹用力，口微张，缓慢地向外均匀吐气，再迅速放松小腹，将新鲜空气深长地吸入体内（图㉑）。

《实际功效》

这套头部健脑操可以使肩部、颈部得到锻炼，改善大脑的血液循环，有醒神爽气作用，做完后会使大脑变得舒畅、思维变得敏捷。而且还活动了脊柱，可有效地改善脑功能，提高身体灵活性和反应能力。

提升智力的手指操

《操作方法》

❶ **旋转手指：**伸出双手，双手指尖相对，成空心

圆球状；然后，对应手指逐一做逆向旋转，从拇指到小指，各进行10下。尽量保持手的圆球状，旋转的两个手指不能相碰（图㉒）。

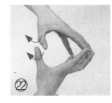

❷ **编手指：**右手四指并紧，左手拇指始终在右手拇指上，左手各指与右手编织在一起。先使左手的中指和小指在上，食指和无名指在下；然后迅速换至食指、无名指在上，中指、小指在下（图㉓）。

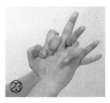

❸ **并手指：**各指并拢，先使中指和无名指分开，再并拢；然后使食指和中指分开，再并拢；最后使无名指与小指分开，再并拢（图㉔）。

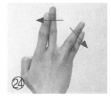

❹ **转手臂：**伸出两臂，在胸前屈臂同时前后旋转，注意方向相反（下页图㉕）。

❺ **出手指：**双手握拳，手心面向自己。左手的拇指与右手的小指一起伸出、收回；然后左手的小指与右手的拇指一起伸出、收回（下页图㉖㉗）。

⑥ 敲手指：一手的食指与中指放在腿上，然后迅速换成中指和无名指（图㉘㉙）。

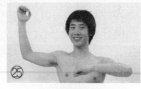

⑦ 打枪：先将左手的拇指和食指伸出，其他手指握紧，表示一把手枪，右手只伸出食指，表示数字1；然后换手，右手的大拇指和食指伸出，其他手指握紧，表示手枪，伸出左手食指和中指表示数字2，以此类推一直数到5（下页图㉚）。

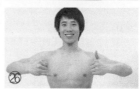

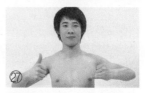

⑧ 摸鼻子耳朵：双手拍手，然后右手摸鼻子，左手摸右耳；再次拍手，然后左手摸鼻子，右手摸左耳，重复5~10下（下页图㉛）。

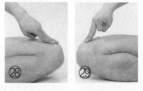

⑨ 搓擦手腕：一手以拇指和食指攥住另一手手腕，不断来回转动和搓擦手腕（下页图㉜）。

⑩ **舒经理指：**双手手指交叉，相互拔持5~10下（图㉝）。

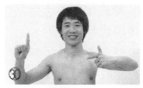

⑪ **孔雀开屏：**双手自然放置于胸前，目视手指。自拇指开始，呈扇面状逐指依次用力伸展、屈曲，要求动作稳定，频率一致，各做3遍（图㉞）。

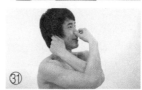

《实际功效》

经常做这套手指操，可促进大脑功能的保持与强化，从而延缓大脑衰老。

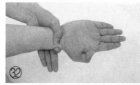

指掌运动

《操作方法》

❶ 右手直握左手横掌，以右手除拇指之外的四指紧扣于左手横掌背面

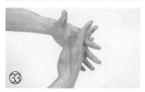

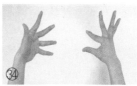

的第3、4掌骨之间，点按30下（图㉟）。

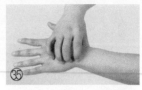

❷左手掌面向下，右手拇指、食指捏住左手拇指向下垂直拉30下（图㊱）。

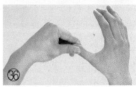

❸食指与中指向内收，只留无名指、小指，然后将拇指、食指、中指相互用力挤压（图㊲）。

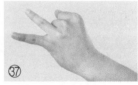

❹左右两手五指各以指尖直对，对抗挤压形成最大的角度，保持1分钟（图㊳）。

《实际功效》

本运动可以让大脑得到充分的休息和适当的放松。

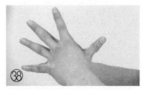

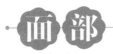

面 部

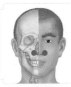

主要穴位标准定位

迎香穴

迎香穴：在面部，鼻翼的外缘中点旁，鼻唇沟中。

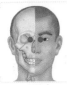

睛明穴

睛明穴：在面部，目内眦角稍上方的凹陷中。

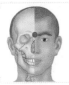

印堂穴

印堂穴：在额部，两眉头之中间。

太阳穴

太阳穴：在头部，眉梢与目外眦之间，向后约1横指处。

37

❀ 实用小功法

搓擦面部

《操作方法》

❶ 静坐5分钟，放松精神，集中思想，达到心灵与肢体的统一（图①）。

❷ 进行面部搓擦按摩。用手掌轻拍面部。然后再由迎香穴一直按摩到睛明穴，缓慢摩擦印堂穴、太阳穴，再按摩至双耳部，摩擦双耳轮，直至发热为止。这样反复操作10遍为佳（图②③）。

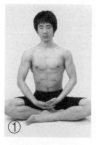 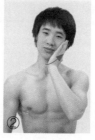 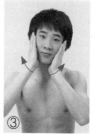

① ② ③

《实际功效》

搓擦面部可以疏通全身气血，调和五脏六腑的功能，促进消化吸收，从而达到强身健体、防病治病的目的。

推搓脸部五官

❶双手置于额部，重点用中指指腹轻轻推搓额部，再沿着眉毛上缘向外推至眉尾，反复操作20~30遍（图④）。

❷同样的手法按照印堂→发际→眼周→鼻翼→口角的顺序，用力推搓面部（图⑤）。

❸在中指推搓的过程当中，拇指可以沿着面部外侧来回地推搓，以反复推搓20~30遍为佳（图⑥）。

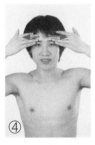
④

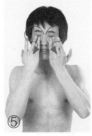
⑤

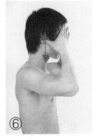
⑥

《实际功效》

　　经常进行上述的推搓运动有助于改善面部气血运行，对美容、调节五官的功能有积极作用。爱美的女性可以每晚入睡前进行。

39

眼部

◈ 实用小功法

眼部按摩操

《操作方法》

❶ 转动眼睛，首先两眼眼珠以顺时针方向转动4~5下，然后逆时针转动4~5下；接着平视2分钟，再转动双眼眼珠。每组做2~3遍（图①）。

❷ 眼睛轻闭，用拇指指腹轻擦眼皮20下，左右交换轻擦，力度要轻（图②）。

❸ 轻擦眼皮后，双手拇指轻轻地放置在眼角处，分别以顺时针、逆时针方向轻轻地按揉20下，再用重力向内按压眼角，以产生酸胀感为宜（图③）。

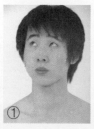
①

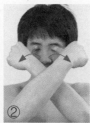
②

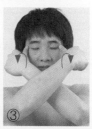
③

促进血液循环，改善视力疲劳和视物模糊。

炯炯有神操

①眨眼：先凝视前方，然后用力闭紧双眼，保持5秒，重复数次（图④⑤）。

②转动：眼球上下运动，使眼球由上至下、由下至上垂直地运动，重复数次；眼球左右运动，重复数次；眼睛斜向运动，重复数次；旋转眼球运动，左转8遍，右转8遍（图⑥⑦⑧⑨）。

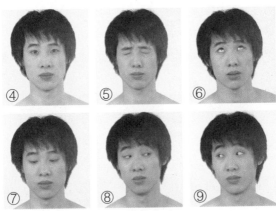

④ ⑤ ⑥

⑦ ⑧ ⑨

通过眼珠的运动，可灵活大脑、塑造明亮的双眼，也可有效改善视力，缓解眼睛疲劳。

按揉眼部运动

《操作方法》

❶**扣捏眼周：**两手食指、拇指微屈，其余三指并拢屈曲，将双手拇指和食指置于眼部，围绕眼周轻轻扣捏，反复操作数次即可（图⑩）。

❷**推拉上眼睑：**双手拇指伸直，其余四指微握拳，将拇指分别置于左右上眼睑处，轻轻地向眉毛方向推拉数次，力度适中（图⑪）。

❸**下拉下眼睑：**双手食指伸直，其余四指微屈，将食指置于左右下眼睑处，轻轻地向下按拉（图⑫）。

《实际功效》

可使双眼气血畅通，消除眼部疲劳。

⑩ ⑪ ⑫

鼻 部

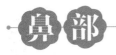

迎香穴

迎香穴：在面部，鼻翼的外缘中点旁，鼻唇沟中。

◈ 实用小功法

按摩鼻部运动

《操作方法》

❶ 站立，头正颈直，口、眼微闭，舌抵上腭，用鼻缓慢均匀地呼吸。

❷ 双手握成拳，伸出食指，轻轻按揉鼻两侧的迎香穴（下页图①）。

❸ 用食指指腹沿着鼻梁，从鼻根部向鼻尖上下轻轻按摩，反复操作20下（下页图②）。

❹ 用手掌轻轻拍打鼻部两侧20下，再深呼吸3次（下页图③）。

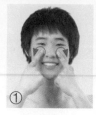 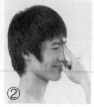 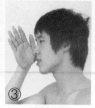

① ② ③

　　经常做此功法可刺激鼻部血管，使其扩张，血流加快，以增多供给鼻部的营养，使鼻部的抵抗力增强。

搓擦鼻部运动

《操作方法》

❶ **揉捏鼻部：**用拇指和食指在鼻部两侧自上而下反复拿捏1分钟，以局部出现酸胀感为度。

❷ **拿捏鼻翼：**食指指尖放置鼻尖处，拇指、中指抚两侧，拿捏鼻翼。注意调整呼吸，防止憋气。捏拿3~5分钟，直至有涕流出即可。

《实际功效》

　　此功法可增强肺部的抗邪能力，增强其宣通气机的功能。

耳部

主要穴位标准定位

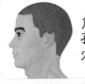

角孙穴： 在头部，耳尖直上入发际处。

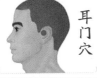

耳门穴： 在耳区，耳屏上切迹的前方，下颌骨髁突后缘，张口有凹陷处。

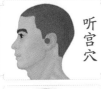

听宫穴： 在面部，耳屏前，下颌骨髁突的后方，张口有凹陷处。

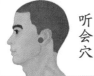

听会穴： 在面部，耳屏间切迹的前方，下颌骨髁突的后缘，张口有凹陷处。

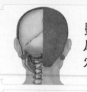

翳风穴： 在颈部，耳垂后方，乳突与下颌角之间的凹陷处。

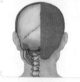

完骨穴： 在头部，耳后乳突的后下方凹陷处，左右各一。

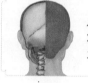

风池穴： 在项部，枕骨之下，胸锁乳突肌与斜方肌上端之间的凹陷处。

◈ **实用小功法**

耳部按摩

《操作方法》

❶ **揉摩耳轮：** 以食指贴耳郭内层，拇指贴耳郭外层，相对捏揉。每次做2~5分钟，以耳部感到发热为止（下页图①）。

❷ **扫擦耳部：** 一臂屈曲，手指自然伸直，手掌贴

耳，前后摆腕带掌移动，用双手将耳朵由后向前扫，至产生热感即可（图②）。

❸ **掐扯耳部穴位：**一手拇指尖掐揉耳上方的角孙穴，按揉耳前耳门穴、听宫穴、听会穴，耳下方翳风穴，耳后完骨穴、风池穴，至有酸胀感即可。按压15~20下后，用两手拇指、食指或中指夹捏外耳做前后、上下拉捽各6下（图③）。

《实际功效》

耳部按摩可防治耳鸣、耳聋、耳内疾患，增强听力；整体按摩耳部可防治感冒、头晕目眩、眼痛、牙痛、半身不遂、面瘫等症。

耳部养生操

《操作方法》

❶ 以双手食指、中指、无名指的指腹顺着耳后背的曲线，从上到下按摩双耳背15下（下页图④）。

❷ 拇指与食指在耳背与三角窝隆对捏,朝耳朵上方牵拉,使耳郭向外上方伸展,然后自然滑动手指至耳轮松开,如此反复15遍(图⑤)。

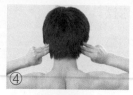

❸ 双手拇指、食指夹捏耳朵尖端向外、向上牵引提拉,手指一松一紧或一捏一放,以耳尖处穴位发热、发红为度,反复15遍(图⑥)。

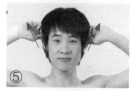

❹ 双手拇指放置在耳垂后部固定,食指指腹放置在耳垂前部,均匀环转按摩整个耳垂部分,并稍用力将其往下牵拉至耳朵发热(图⑦)。

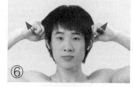

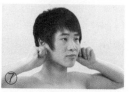

《实际功效》

　　保护双耳、改善听力,缓解耳部病症,如耳鸣、耳聋、耳炎等。

48

翻揉耳郭小功法

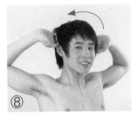

⑧

头部水平摆放，头肩背要挺直，手指从前后夹着耳郭，第一下从耳郭的顶部开始，然后由内向外揉按，将耳朵边缘外翻。第二下手放低一点开始揉按，第三下再低一点揉按（图⑧）。

有助于刺激耳朵上的多个穴位。

掩耳鸣鼓小功法

双手掌心紧按两耳孔，用食指、中指、无名指轻叩后枕部10~20下。保持姿势，手指紧按后枕部不动，以掌心掩按耳孔，再突然抬离，这样接连开闭放响10~20下。

此法通过对耳部的按摩来锻炼听觉，清醒头脑，增强记忆力。

·唇齿部·

◎ 实用小功法

牙齿运动

《操作方法》

❶ 咬紧牙关，鼓起两腮，坚持30秒后放松两腮，反复操作2~3遍。如果口内有异物，一定要清理干净，再做鼓腮运动（图①）。

❷ 用除拇指之外的其余四指指尖轻敲口唇周围，先顺时针敲10下，再逆时针敲10下，注意用力要适中（图②）。

❸ 用双手掌轻拍面部两颊（图③）。

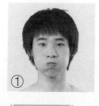 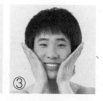

① ② ③

《实际功效》

促进面部血液流通，加快血液循环，并能固

齿强齿、利齿防衰。

润唇运动

《操作方法》

❶ 在唇上涂抹护唇膏适量，然后嘟起嘴唇，将两颊肌肉内吸；再将上唇尽量向前突出，同时口腔做充气和吹气的动作，反复8~10遍。

❷ 用双手拇指和食指指腹提起嘴角肌肤，再放下，反复8~10遍。

❸ 用拇指、食指指腹分别沿下唇和上唇从唇部中央向嘴角进行拿捏，反复5下。

《实际功效》

此运动可有效改善唇部干燥问题，并快速祛除一些因嘴唇或嘴角处干裂而堆积的角质。

————— 养-生-笔-记 —————

唇齿护理有妙招

◎坚持每天刷牙的习惯，一般饭后半小时内刷牙。定期进行牙齿的检查和护理，及时解决出现的问题。

◎吃完酸性的水果后也要及时刷牙，以免损伤牙齿。

颈部

主要穴位标准定位

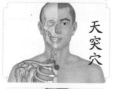

天突穴： 在颈部，前正中线上，胸骨上窝中央。

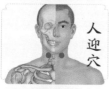

人迎穴： 在颈部，喉结旁开1.5寸，胸锁乳突肌前缘，颈总动脉搏动处。

水突穴： 在颈部，横平环状软骨，胸锁乳突肌前缘，即人迎穴与气舍穴连线的中点处。

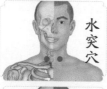

气舍穴： 在锁骨上小窝，锁骨内侧端上缘，胸锁乳突肌胸骨头与锁骨头中间的凹陷处。

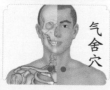

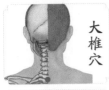

大椎穴： 在后正中线上，第7颈椎棘突下凹陷处。

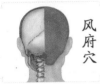

风府穴： 在颈后区，后发际正中直上1寸处，枕外隆凸直下，两侧斜方肌之间凹陷处。

◈ 实用小功法

拿捏颈前

《操作方法》

手呈虚掌，食指贴于颈部，拇指按揉喉结上方，中指略屈如钩形，揉天突穴，以颈部麻胀为度；再以单手沿颈双侧，以咽喉部为主，沿经络自上而下拿揉人迎穴、水突穴、气舍穴等。

《实际功效》

本操可使颈项轻松、咽喉通利，长期坚持还可有效防治咽喉肿痛、气喘呃逆、咳嗽呕哕、声音嘶哑、语言不清、颈项强直、颈椎病及因颈椎疾患引起的头痛眩晕、肢体麻木等症。

抵御风邪的保健操

❶先按擦颈后,手指伸向头后侧,以食指、中指着力,其余三指协随。沿颈椎棘突自风府穴向下以螺旋式揉按至大椎穴;用右手掌五指合拢至后颈,大鱼际紧贴大椎穴位置,用力沿顺时针方向旋转按摩25下,换用左手按逆时针方向按摩25下,双手交替按摩2~3次,以产生温热感为佳(图①)。

❷慢慢放松颈椎,头部做最大限度的前后左右旋转(图②③)。

《实际功效》

此操可以帮助患者缓解头颈部的多种不适。

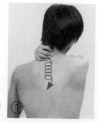
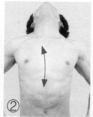
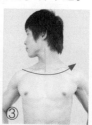

① ② ③

臂部

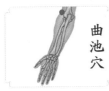

曲池穴

曲池穴：屈肘，在肘横纹外侧端，即尺泽穴与肱骨外上髁连线的中点。

少海穴

少海穴：屈肘，在肘横纹内侧端与肱骨内上髁连线的中点。

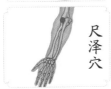

尺泽穴

尺泽穴：在肘区的肘横纹中，肱二头肌腱桡侧的凹陷处。

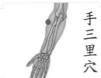

手三里穴

手三里穴：在前臂背面桡侧，阳溪穴与曲池穴连线上，肘横纹下2寸。

❂ 实用小功法

点穴通经术

《操作方法》

　　以拇指指尖为主掐拿肘部曲池穴、少海穴、尺泽穴、手三里穴等，以产生酸麻胀感为度。

《实际功效》

　　经常按摩可防治感冒、胃痛、失眠等症。

屈肘伸筋

《操作方法》

❶ 两臂上举至胸部，屈肘翻腕，做摇橹式的摇动5下（图①）。

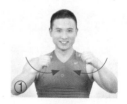

❷ 两臂继续上举，抬至与肩同高，手肘弯曲成90°，然后向前摇动，像招财猫的手臂一样活动（图②）。

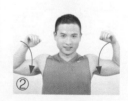

《实际功效》

　　此法可防治手臂麻木、肩周炎、网球肘等症。

手臂挥舞

❶两臂伸平于身体两侧，手掌向下，然后将手掌翻转向上，再向后转，至手掌向后。如此迅速反复翻转手掌，以带动双臂转动（图③）。

❷俯卧，双臂放于身体两侧，然后将头及双臂迅速抬起，再放下（图④）。

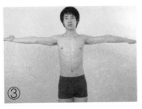
③

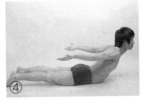
④

❸两臂平伸于身体两侧，手掌向下，然后用力向后挥动双臂20下，肩部保持水平（下页图⑤）。

❹直立，将两臂伸直于身体两侧，然后向左上方、右上方和正上方各摆动5下（下页图⑥）。

❺直立，两臂上举，然后弯腰，两臂尽力后摆，膝部放松，还原（下页图⑦）。

❻盘腿端坐，双手手指放于肩上，上臂与肩成一条直线，然后来回舒展双臂，重复10~20遍

57

（图⑧）。

⑦ 盘腿端坐，双手放于胸前合掌，十指指向身体。随即转动手腕，使指尖向前，然后再转回，重复5~10遍（图⑨）。

⑧ 分腿直立，弯腰，两臂自然下垂，然后用手抖动带动双臂运动（图⑩）。

《实际功效》

此套动作可刺激神经末梢，促进血液循环。

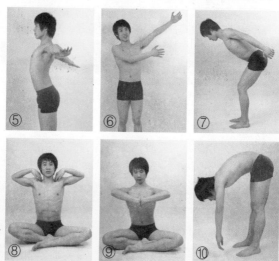

⑤ ⑥ ⑦

⑧ ⑨ ⑩

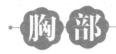

胸 部

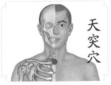

天突穴

天突穴：在颈部，前正中线上，胸骨上窝中央。

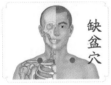

缺盆穴

缺盆穴：在锁骨上窝中央，距前正中线4寸。

◎ 实用小功法

扩胸推擦天突穴、缺盆穴

《操作方法》

❶ **推擦缺盆穴：**拇指置于天突穴部位，中指、食指相对用力，以中指指腹为主着力往返推擦缺盆穴处。两手分别交替换位推擦即可，以产生酸胀感为度。

❷扩胸展臂： 经常做扩胸展臂运动，配合呼吸节奏，可防治腰背酸痛，提高心肺功能。

《实际功效》

有宽胸理气、宣肺平喘、疏肝健脾等作用。

护胸运动

《操作方法》

❶捶胸： 双手握拳，先用左拳捶右胸，再用右拳捶左胸，各200下（图①）。

❷拍胸： 五指并拢，用虚掌拍击胸部（图②）。

❸擦胸： 两手搓热，先用右手自上而下平擦胸部，使胸部微热；再两手呈爪状，分别自上而下在两侧胸部梳理，反复10次（图③④）。

《实际功效》

有强身健体的作用。

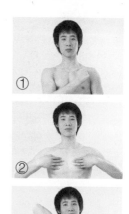

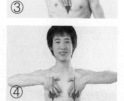

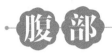

腹部

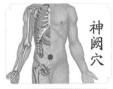

神阙穴

神阙穴：在腹中部，脐中央。

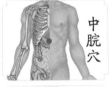

中脘穴

中脘穴：在上腹部，前正中线上，脐上 4 寸。

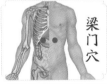

梁门穴

梁门穴：在上腹部，脐中上4寸，前正中线旁开2寸。

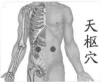

天枢穴

天枢穴：在腹部，横平脐中，前正中线旁开2寸。

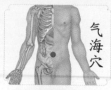

气海穴

气海穴：在下腹部，前正中线上，在脐中下1.5寸。

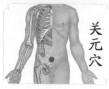

关元穴

关元穴：在下腹部，前正中线上，肚脐下方3寸（4指横宽）。

◈ 实用小功法

摩按腹络

《操作方法》

❶**揉摩腹络：**手掌置于腹部，做环形而有节律的抚摩，即由胃脘部经脐区推擦至小腹部。若属中气下陷、胃下垂等病，则应由小腹向上推擦揉按。操作时，腹部放松，配合自然呼吸，不可屏气（下页图①）。

❷**点按腹部穴位：**中指和食指并拢伸直，轻轻点按神阙穴，至腹部感到胀麻即可（下页图②）。也可根据需要选腹部要穴点按，如中脘穴、梁门

穴、天枢穴、气海穴、关元穴等。

❸ **提捏腹皮：**两手同时用拇指、食指、中指沿任脉两旁提捏腹部，可边提边向上抖动。可由下而上提捏，反复3~5次（图③）。

《实际功效》

　　本操可防治腹泻、胃脘痛、便秘、消化不良、胃下垂、慢性肝炎、脱肛，以及男子阳痿、遗精，女子痛经、月经不调等病症，还具有健脾胃、疏肝理气等作用。

腹式呼吸法

《操作方法》

　　坐在椅子上，左手放在腹部。首先，用鼻孔慢慢地吸气（4秒），使腹部隆起；接着用嘴呼气（8秒），使腹部下陷。反复15次，大约用时3分钟（下页图④⑤）。

这一动作可以使身心完全放松，同时开发左右脑，强化大脑的记忆功能，

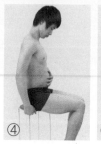
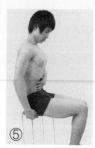

激发大脑的潜能，不仅有利于学习知识，还可以有效地防治老年痴呆症，并缓解大脑疲劳和精神紧张。

双手摩肚脐养生操

《操作方法》

❶ 将一只手掌心放于肚脐上，再用另一只手盖住这只手，双手用力以肚脐为中心做顺时针揉动。

❷ 按摩范围可由小变大，逐渐加大范围，但一定要从肚脐开始。

❸ 按摩完成后，再以顺时针方向，由大范围到小范围按摩。

《实际功效》

此操可以调节气息、滋养全身器官，具有良

好的强身健体、祛病强身的功效。

三指摩腹运动

❶ 以食指、中指、无名指按剑突下（即心窝部），先左后右，按顺时针方向摩腹21遍（图⑥）。

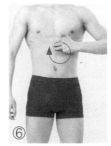

⑥

❷ 三指由剑突下再向下顺时针按摩，边摩边移，摩至耻骨联合处为止，往返21遍（图⑦）。

❸ 由耻骨联合处向两边分摩而上，边摩边移，摩至剑突下为止（图⑧）。

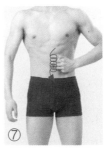

⑦

　　该方法能促进肠胃功能使之恢复正常，有助于改善便秘、痔、腹泻、腹痛等疾病。

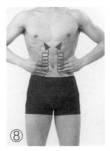

⑧

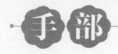

手部

❀ 实用小功法

响指运动

《操作方法》

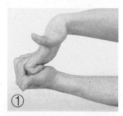

❶ 压右手指关节时，以左手手掌覆盖在右手手背上，右手呈松散的握拳状，以左手掌心压抵住右手除拇指外其余四指的近侧指间关节，向下挤压便发出"咔哒"的骨关节声响（图①）。

❷ 然后换手按照上述步骤进行。

《实际功效》

压指关节可以极大程度地活动手指，能增强手指的灵活性。

夹指尖运动

《操作方法》

用夹子依次夹住双手十指的指尖，每个指尖

夹3秒后再松开，反复进行5~7次，十指轮流进行（图②）。

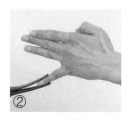

②

夹指尖可以促进手指的血液循环。

扳手运动

两人合作，先掰手腕，每次3分钟；再勾拉手指各15下；最后掰手指各15下（图③④⑤）。

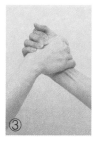

③

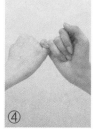

④

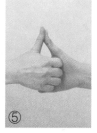

⑤

本操可通经活血，能有效促进血液循环，补充大脑的血液供给量，改善并缓解各种轻微的脑部疾病。同时还能锻炼腕部和手臂的肌肉，可以增强肌肉的韧性，活动关节，预防关节疾病。

加法手指操

《操作方法》

❶ 1+1=2：左手拇指和右手小指弯曲1次，后立刻伸直；右手拇指和左手小指弯曲1次，后立刻伸直；左手拇指和小指、右手食指和无名指同时弯曲不动（下页图⑥⑦⑧）。

❷ 2+2=4：左手拇指、小指和右手食指、无名指同时弯曲1次，后立刻伸直；右手拇指、小指和左手食指、无名指同时弯曲1次，后立刻伸直；两手除中指以外，其余四指同时弯曲不动（下页图⑨⑩⑪）。

❸ 4+1=5：两手除中指之外的其余四指同时弯曲1次，然后伸直；两手中指再弯曲1次，后立刻伸直；两手五指同时弯曲不动（下页图⑫⑬⑭）。

《实际功效》

有利于集中注意力，保持大脑的警觉性，促进大脑的发育和功能的正常发挥。

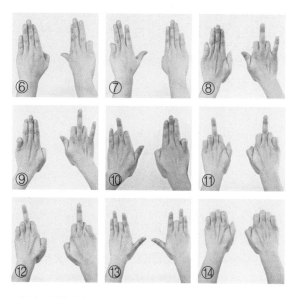

减法手指操

《操作方法》

❶ 5-1=4：两手五指同时弯曲不动；两手中指同时弯曲1次；两手除中指以外，其余四指同时弯曲不动（下页图⑮⑯⑰）。

❷ 4-2=2：两手除中指之外的其余四指同时弯曲1次；左手拇指、小指和右手食指、无名指弯

曲1次；右手的拇指、小指和左手的食指、无名指同时弯曲不动（图⑱⑲⑳）。

❸ 2-1=1：右手的拇指、小指和左手的食指、无名指同时弯曲1次；两手中指同时弯曲2次，第二次弯曲后不动即可（图㉑㉒㉓）。

《实际功效》

通过手指有节奏的运动，可以促进手指的血液循环，带动全身的气血运行。

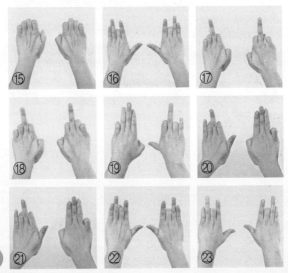

⑮ ⑯ ⑰

⑱ ⑲ ⑳

㉑ ㉒ ㉓

手指运动小功法

❶ **一指禅式：** 做操者的食指伸直，其余四指自然屈曲，拇指屈曲压于中指背侧。运力于食指端，以食指指端直接接触于病变处，点按穴位加以按摩（图㉔）。

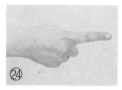

❷ **二指禅式：** 做操者的中指和食指并拢伸直，其余三指自然屈曲。运力于食指、中指尖部，以指端直接接触于病变处或穴位，点按穴位加以按摩（图㉕）。

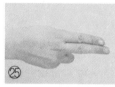

❸ **中指独立式：** 做操者的中指伸直，其余四指自然屈曲。运力于中指指尖部，以指端直接接触于病变处或穴位，点按穴位加以按摩（图㉖）。

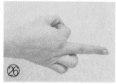

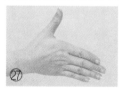

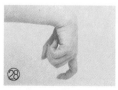

71

❹**龙衔式**：做操者的拇指与其余四指伸直，拇指与四指垂直。运力于拇指的尖端，以指端直接接触于病变处或穴位，点按穴位加以按摩（上页图㉗）。

❺**鹰爪式**：做操者的拇指与中指、无名指、小指捏在一起，食指用力向下弯曲（上页图㉘）。

《实际功效》

常练此功法可以强筋壮骨、活络气血、消肿止痛。

十指交叉翻转运动

《操作方法》

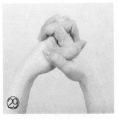

❶先将双手手指分开、伸直，两手交叉，屏住呼吸，然后用力将两手握在一起（图㉙）。

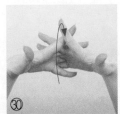

❷双手手掌朝下十指交叉，两手掌在一条直线上。然后旋转手腕，使手掌向上，用力使手腕的掌侧感到刺激，屏住呼吸1分钟，

然后放松、吐气，解除紧张状态（上页图㉚）。

这套手部功法非常简单，长期坚持练习此操可提高大脑的计算、分析能力。

绳缠五指运动

《操作方法》

❶用一根绳子依次缠住一手的拇指、食指、中指、无名指和小指的第一指关节（图㉛）。

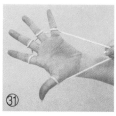

❷缠住五指后，另一手紧紧拽住绳的两端，然后各手指依次做屈伸运动，每个手指运动20下，两手交替进行（图㉜）。

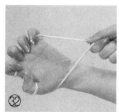

《实际功效》

本套手操通过活动手指，可以极大地刺激五脏六腑，并疏通气血经络，能提高手指的灵敏度，增强大脑的灵活性，改善大脑的思维能力和记忆力。

旋指运动

　　手掌张开，拇指先做
左旋转，再做右旋转；也
可反方向练习。每个方向
各旋转12下（图③③④）。

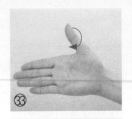

　　激活手太阴肺经经气，
调理气血运行；调节大肠
功能，缓解大肠疾病；促
进大脑的血液循环，增强
大脑的活动功能。

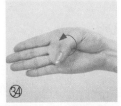

双手平衡运动

❶ 准备一盘豆子（如黄
豆），用一双筷子练习夹
豆子（图③）。

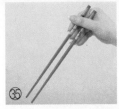

❷ 用毛笔悬空练习写字，
没有毛笔也可用筷子代替
来练习（图③）。

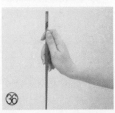

74

经常练习此功法可以锻炼大脑对手指的控制能力，促进手指的灵活性及手与脑的协调性；还有助于活血通络益气，健体益智，延缓大脑衰老。

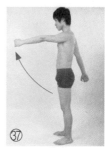

㊲

对抗手部运动

《操作方法》

①甩双手： 双臂自然下垂，由前向后甩动30~50下，可放松肩、臂、腕、指关节，通畅气血，增强手臂的灵活性，对肝、眼也有益（图㊲㊳）。

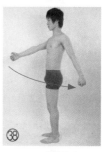

㊳

②空拳捶两臂： 左右手握空拳，交替向对侧上肢从肩到手腕捶打20~30下，有助于通活经络，缓解手臂酸痛（图㊳）。

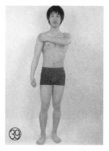

㊴

本套手操可使大脑张弛有度，使大脑皮质处于持续兴奋的状态，有效缓解大脑疲劳，增强脑细胞的活力，提高大脑与上肢的协调能力，提升思维能力。

女性养生疗疾手部运动

《操作方法》

❶ **搓手臂：** 操作者用双手手掌夹住受力者的手臂，用力做相反方向的来回快速搓揉，即双掌对揉的动作。注意操作时双手要对称用力，搓动要快，沿臂上下移动要慢（图㊵）。

❷ **擦手背：** 用一只手的手掌摩擦另一只手的手

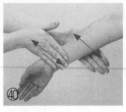

㊵

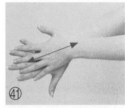

㊶

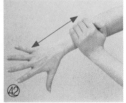

㊷

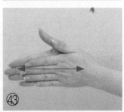

㊸

背10下，两手交替进行。也可擦至手臂上，反复10下（上页图④①④②）。

❸ **对掌搓：** 双手合十相互按压，并快速相互搓擦，以掌心发热为宜（上页图④③）。

《实际功效》

经常进行上述女性养生疗疾手部运动，可以帮助女性改善身体的许多不适，主要体现在以下几点。

◎搓手臂可以促进发汗、消肿止痛，并能按摩穴位，缓解肌肉酸痛。

◎擦手背有助于安神，祛风湿，发表邪，缓解感冒症状。

◎对掌搓有利于锻炼女性大脑，并促进四肢的血液流通，给全身和大脑以充分的休息，并使身体状况得到改善。

———— 养·生·笔·记 ————

手部更需注重卫生

俗话说："饭前便后洗洗手，细菌病毒难入口。"保持手部清洁卫生，一是促进局部血液循环，二是预防疾病。因此，"饭前便后洗洗手"是把好"病从口入"关的重要环节。

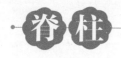

脊柱

❀ 实用小功法

展脊提神基本运动

《操作方法》

❶ 直腰端坐，感觉身体重心垂直投向两侧坐骨之间的中点（下页图①）。

❷ 以头部带动整个动作。先垂头至最低，感觉颈椎舒展。注意以颈段脊柱成弧为好，不可垂头太过而使颈段脊柱成直角（下页图②）。

❸ 垂头到最低位置，感觉胸椎及其以上部位尽情舒展开来。注意腰骶部仍然要与地面保持垂直状态（下页图③）。

❹ 尽力弯腰，感觉腰椎及以上部位的舒展。注意腰骶部位仍要与地面保持垂直（下页图④）。

❺ 极度弯腰，旋动髋关节，使上身向前，感觉整个脊柱舒展伸长。

❻ 上身向前到尽头，然后抬头，但不必抬头太过（下页图⑤）。

⑦ 抬头到最高，然后挺胸；挺胸到极限为止，然后直腰，恢复到端坐姿势（图⑥）。

可以轻松缓解脊柱和颈椎劳损。

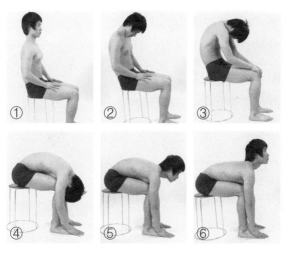

脊柱健身操

《操作方法》

①隔墙看戏： 首先身体直立，双足略分开，将足跟提起，踮起足尖，立起足跟，躯干拉直，脖子

伸长，下巴往上抬。同时头向上抬起，两眼平视，整体呈"隔墙看戏"状。这节操可拉直脊柱，做自我牵引。每个动作坚持10~30秒。每次3~5分钟（图⑦）。

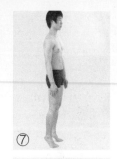

⑦

❷钟点操：身体直立，双足略分开，双臂侧平举如钟"九点一刻"状，随后将双臂向斜上方举约5个刻度，即如钟"十点十分"状，反复多次；每当手臂上来下去时，可摸一下自己颈部的肌肉，随着这个过程，支撑脖子的肌肉能得到有效的锻炼。每个动作做10~30秒，反复做50~100遍（图⑧⑨）。

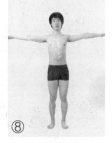

⑧

❸头手对抗：挺身站立，双足自然分开，将双手交叉置于脑后，保持双眼平视前方。然后双手向前用力，同时头向后方用力，坚持5秒后

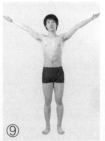

⑨

放松一下，反复多次。这样
用力、放松，可提高颈后肌
肉的力量，亦能促进颈后的
血液循环，对颈椎有非常好
的保健作用（图⑩）。

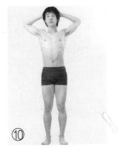

⑩

《实际功效》

　　能够促进颈后部的血液
循环，保护颈椎健康。

展臂拉脊操

《操作方法》

　　身体直立，双足分开
与肩同宽，双臂向前平举，
手半握拳，上体向前倾，挺
胸塌腰，抬头向前看；设想
两手握住船桨，两手向后划
（图⑪⑫）。

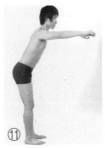

⑪

《实际功效》

　　此小功法可刺激前臂肌
肉收紧，提高脊柱肌肉的
力量。

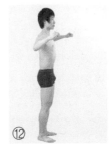

⑫

腰 部

❀ 实用小功法

双手攀足

《操作方法》

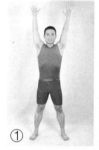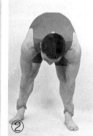

两腿微微分开，两臂上举，身体随之后仰，尽量达到后仰的最大限度。稍停片刻，随即身体前屈，双手下移，让手尽可能触及双足，再稍停，恢复原来体位。连续做10~15遍（图①②）。

《实际功效》

本操的保健及治病功效显著，具有补肾壮腰、培元固精、温补肾阳等作用，可防治腰膝酸软、腰部扭伤、坐骨神经痛、骨质增生、椎间盘突出、遗精、阳痿、前列腺炎、神经衰弱、月经不调等病症。

叩首式运动

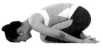

① 跪坐，臀部放在双侧足
跟上，脊柱伸直，两手自
然放在身体两侧。呼气，
上身向前弯曲，前额触地
（图③）。

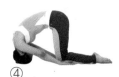

② 抬起臀部，带动大腿向
上升，直到大腿垂直于地面，头顶着地，下颌往胸
前收，双手自然移到膝盖两侧。自然呼吸，保持该
姿势10~15秒（图④）。

　　这个动作可以有效地锻炼腰部，促进腰部的
血液循环，缓解腰部的各种不适，并能消除腰肌
劳损症状。

身腿结合操

① 取仰卧位，双腿并拢，两手掌心向下，放在身
体两侧（下页图⑤）。

❷吸气，双腿向上伸直，与地面保持垂直（图⑥）。

❸呼气，慢慢抬起两髋和下背部，将两腿伸至头顶上方，足尖着地。正常呼吸，保持该动作30秒以上（图⑦）。

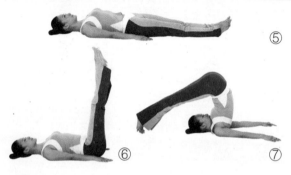

⑤

⑥　⑦

《实际功效》

　　长期练习身腿结合操，可以很大程度地刺激脊神经，使神经系统安定镇静，从而达到消除疲劳的目的。

扭腰强肾操

《操作方法》

❶站立，双足分开同肩宽，十指相扣，左臂向后外展，腰往左后

⑧

旋转；然后右臂向后外伸展，腰往右后旋转（上页图⑧）。

❷ 双臂向前水平伸直，掌心向上，双臂缓缓向上划弧并使身体后仰腰（图⑨⑩）。

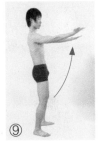

⑨

❸ 双手十指交叉，反掌向前平推，并慢慢上举过头；然后保持上肢姿势不变，头、腰先往左旋转后，然后再往右旋转，旋转一左一右为1遍，共做6遍（图⑪）。

❹ 将双手掌心放于腰部，沿督脉线（后正中线）上下搓腰9下。

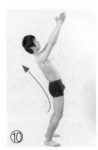

⑩

《实际功效》

经常练习此操可促进腰部气血流通顺畅，改善腰部的诸多不适，并且强身固本，解决肾脏的多种病变。此外，还能锻炼腰部力量，强化腰部的功能。

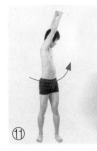

⑪

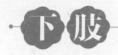

下肢

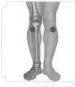

足三里穴

足三里穴：在小腿外侧，犊鼻穴下3寸，犊鼻穴与解溪穴连线上。

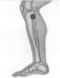

阳陵泉穴

阳陵泉穴：在小腿外侧，腓骨头前下方凹陷处。

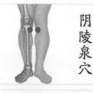

阴陵泉穴

阴陵泉穴：在小腿内侧，胫骨内侧髁后下方的凹陷处。

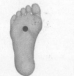

涌泉穴

涌泉穴：在足底，屈足卷趾时足心最凹陷处。

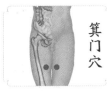

箕门穴

箕门穴：在股前区，在髌底内侧端与冲门穴的连线上1/3与下2/3交点，长收肌与缝匠肌交角的动脉搏动处。

◈ 实用小功法

揉腿捏足

《操作方法》

❶ 摩经点穴：平坐于床上，两掌同时由外向里摩擦两腿各5下，然后用拇指点揉足三里穴、阳陵泉穴和阴陵泉穴，每穴1分钟，以局部产生酸胀感为度（图①）。

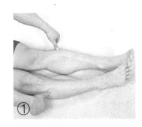

①

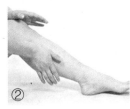

②

❷ 揉搓腿膝：用双手掌紧夹一侧小腿，从上到下反复旋转揉搓，每侧揉动5~10下；然后以同样的方法揉搓另一条腿（图②）。

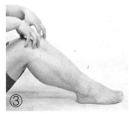

③

❸ **掐揉双膝**：平坐于地面，双腿伸直或自然屈曲，两手掌根对准膝上部，髌底的中点上方凹陷处，五指微曲，放于膝关节，食指、无名指分别放于内外膝眼处，悬肘摇腕，指尖用力，随旋动掐揉（上页图③）。

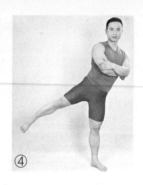

④

❹ **蹬腿伸筋**：两手交叉抱于胸前，先向前蹬动小腿，使足尖向上跷起；然后向后蹬腿，使足尖用力向后，足绷直，腿也尽量伸直。在甩腿时，上身正直，两腿交换各蹬10下（图④）。

《实际功效》

此功法具有散寒除痹、通经活络、滑利关节的功效。

拍打大小腿双侧

《操作方法》

❶ **拍打大小腿外侧**：双手握拳，用拳头的掌侧一面重力拍击大小腿的外侧，由上至下；同时

用力拍打左右臀大肌外侧的要穴，从上至下，再由下至上反复拍打数次即可（图⑤⑥⑦）。

❷ **拍打大小腿内侧：** 一手握拳，用拳的小鱼际部拍打大小腿的内侧；同时拍打部

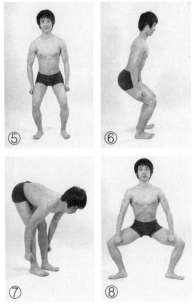

分重点穴位，以箕门穴（血海穴上6寸）为起点，从上而下，再从下而上依次从小腿内侧面的前、中、后拍打（图⑧）。

《实际功效》

经常进行拍打大小腿双侧运动具有健脾胃、补肝肾的作用。

摩足压穴

《操作方法》

①搓足心： 可早晚2次在床上进行，先把双手掌心搓擦发热，而后用左手摩擦右足心，再换右手摩擦左足心，力度适中，以足心发热为宜。

②按压涌泉穴： 用中指或食指指端由涌泉穴向足趾方向按摩，每次按压100~200下。

《实际功效》

　　能滋阴降火、强腰健肾、益精填髓。

推搓下肢

《操作方法》

①取站位，双手放于大腿外侧，沿足三阳经向下推至足面，再沿足三阴经回返至大腿根部，往返各6下（图⑨）。

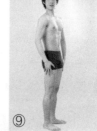

⑨

②双手掌在膝关节的阳陵泉穴及足三里穴处叩击，双侧各叩击6下。

《实际功效》

　　常按摩下肢可以增强身体的抵抗力等。

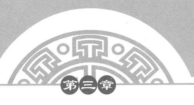

第三章

实用祛病小功法

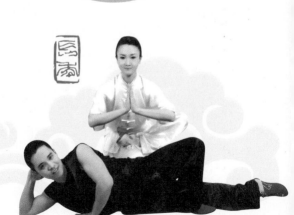

头痛

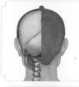

百会穴

百会穴： 在头部，前发际正中直上5寸。

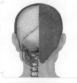

天柱穴

天柱穴： 在项部，斜方肌外缘之后发际凹陷处，约后发际正中旁开1.3寸。

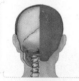

风池穴

风池穴： 在项部，枕骨之下，胸锁乳突肌与斜方肌上端之间的凹陷处。

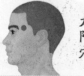

太阳穴

太阳穴： 在头部，眉梢与目外眦之间，向后约1横指处。

❀ 实用小功法

缓解头痛的按摩操

《操作方法》

❶ 取坐位，两手手指相交握于后颈部，嘴轻轻张开。两手勒紧后颈部，然后头向上仰，呼吸2~3次后恢复原来的姿势。反复多次。最后用手握拳，用小指关节弯曲处轻轻敲打头皮，重点轻敲百会穴，以头痛得到缓解为宜（图①②）。

❷ 用拇指与食指、中指相对捏住颈后肌肉，经过风池穴、天柱穴。一前一后、一松一紧拿捏，时间和力度都要适中，至颈部有微微酸胀感为宜。也可请他人代为按摩（图③）。

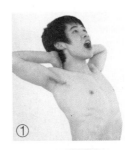

①

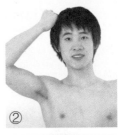

②

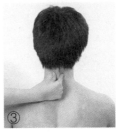

③

93

❸按揉头后部。将食指和中指并拢，以转圈的方式从太阳穴向头部后下方按摩。

《实际功效》

　　头痛是一种普遍现象，管理者、教师、律师、医生都是功能性头痛的高发人群。做好头部的保健非常重要。经常做以上按摩可疏经活络，使头痛症状减轻或消失。

头颈部活动操

《操作方法》

❶**手摩肩膀**：上身挺直，将一手手掌放于颈后部，以转圈的方式向肩膀处按摩（图④）。

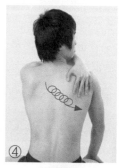

④

❷**提拉肩膀**：上身挺直，将肩膀向前用力压，再恢复到原来的姿势，反复进行5遍（图⑤）。

❸**展臂摇头**：坐在椅子上，双手十指交叉反掌，

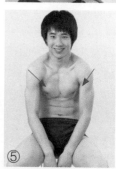

⑤

并伸出双手。先将头部向右摇动，然后再将头部向左摇动，左右交替进行，持续2分钟。需要注意的是，摇动的时候要屏气（图⑥）。

《实际功效》

可以有效地促进血液循环，有利于消除因脑充血而带来的头痛症状。

———— 养·生·笔·记 ————

预防、改善头痛的小方法

◎早晨或晚上入睡前洗个温水澡。

◎在新鲜空气中散散步或小跑。

◎少吃巧克力，巧克力不仅容易使人发胖，它所含有的酪胺还可能会引起头痛。

◎热敷颈部和背部，对头皮、颈部肌肉进行轻柔的按摩，用手指压迫穴位等，这些方法可以减轻局部肌肉的痉挛、收缩，从而减少头痛发生的频率。

◎保持乐观、平和的心态。

失眠

弯腰运动

《操作方法》

❶ 取坐位，双腿向前伸直，屈膝，双足并拢，双手掌心向下自然放在膝盖下方，保持自然呼吸（图①）。

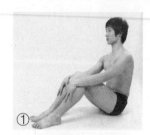

❷ 足尖慢慢向上抬起，同时呼气，上身向前弯，双手分别捏住双侧足尖，可弯曲双膝，使腹部尽量贴到大腿上（图②）。

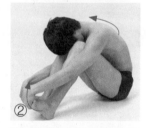

❸ 吸气，双腿逐渐向前伸直，继续向前弯腰，先是腹部，然后是

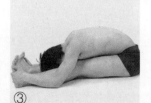

胸部、脸部、前额，最后放松颈部，下颌向膝盖靠拢，做到头触膝盖，反复做4遍。长期坚持，效果将更加明显（上页图③）。

经常进行此功法能够调节和放松身体，提高睡眠质量。也可每天按太阳穴和百会穴各数次，用木梳梳头5分钟。

盘腿扭腰法

实际功效

①双腿向前伸直，弯曲左膝，将左腿放在右大腿上，然后双手将右足搬于左大腿上，双手掌心向下，自然放于双膝上。背部、胸部要挺直，保持自然呼吸（下页图④）。

②然后将左手放在右膝盖上，上身保持挺立，身体和头部向右扭转，并深呼吸（下页图⑤）。

③右手放在左膝盖上，上身保持挺立，身体和头部向左扭转，再深呼吸（下页图⑥）。

④上述三步动作反复做4遍即可。

实际功效

有助于缓和神经，放松身体，改善睡眠。

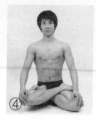 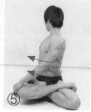 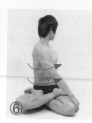

④ ⑤ ⑥

改善睡眠有方法

◎无论是南方的床还是北方的炕，在安放或修造时应注意不要受地磁的干扰。硬度适中，过硬的床会使人因受其刺激而不得不时常翻身，难以安睡，醒后周身酸痛；枕高一般以睡者的一肩（约10厘米）为宜，过低易造成颈椎骨刺生成。

◎治疗时间宜在下午、傍晚或睡前，必要时应配合心理治疗。

◎生活起居应有规律，临睡前不喝茶及咖啡。

◎保持心情舒畅，清除顾虑及紧张。

◎饮食规律，戒烟，戒酒。

◎加强锻炼，劳逸结合。

◎要保证睡眠时间，每天最好睡眠7~8小时。

◎如有时间，最好每天洗个热水澡，这样有利于血液循环，促进睡眠。

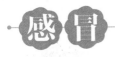

感冒

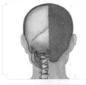

风府穴

风府穴： 在颈后区，后发际正中直上1寸处，枕外隆凸直下，两侧斜方肌之间凹陷处。

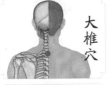

大椎穴

大椎穴： 在后正中线上，第7颈椎棘突下凹陷处。

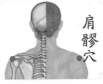

肩髎穴

肩髎穴： 在三角肌区，肩峰角与肱骨大结节两骨间凹陷处。

人中穴

人中穴： 在面部，人中沟的上1/3与中1/3交界处。

◈ 实用小功法

按揉风府穴、大椎穴、肩髎穴

《操作方法》

❶ 按揉风府穴: 在将要打喷嚏或打喷嚏后,应立即用力按揉风府穴,即用食指、中指、无名指从一侧耳后向另一侧耳后擦揉,用一定的力度来回按揉10遍左右(图①)。

❷ 按揉大椎穴、肩髎穴: 食指、中指、无名指并用,按揉大椎穴至发热即可。与此同时,擦热左右两侧的肩髎穴效果会更好。因为在打喷嚏时,肩髎穴往往也有冒寒气的感觉,有些感冒就是由双肩着凉而引起的(图②)。

《实际功效》

按揉风府穴、大椎穴和肩髎穴这三个穴位可以帮助患者调动人体内的阳气迅速到达它们所在的部位,以抵御外邪的侵袭。

擦人中穴

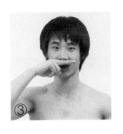

用食指、中指横向来回擦人中穴，以产生热感为宜（图③）。

摩擦容易生热，而热气至，则可以帮助调动人体内的阳气迅速到达所擦穴位处，进一步加强阳气（免疫能力）的卫外功能，改善血液循环，加快气血流通，有助于感冒早愈。

冷水洗脸、搓脸操

❶**冷水洗脸、搓脸：**如果不习惯用冷水洗脸，可先用稍温的水，然后再逐渐降低水的温度。用冷水洗脸时，一定要手捧冷水把脸浸湿，然后再用双手搓脸（下页图④）。

❷**冷水面部操：**先用手掌将面部搓热，接着深吸一口气，将脸浸入冷水中，匀速缓慢地呼气，随后起身。休息片刻，再进行第2遍（下页图⑤）。

101

感冒初期，用此法5分钟内一般会全身出汗，感冒不适症状减轻。

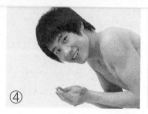

④

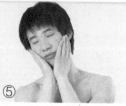

⑤

养-生-笔-记

预防感冒的妙招

感冒是一种自愈性疾病，总体上分为普通感冒和流行性感冒。普通感冒是由多种病毒或细菌引起的一种呼吸道常见病，流行性感冒是由流感病毒引起的急性呼吸道传染病。感冒的主要症状为发热、恶寒、鼻塞、流涕、喷嚏、喉痒等。患上感冒会带来身体的不适，因此日常生活中要学会预防和缓解感冒的妙招，才能做好预防和护理。

◎早起、睡前、餐后用淡盐水漱口。

◎用食醋在室内熏蒸15~20分钟。

◎早晚以冷水浴面、热水浴足。

◎在杯中倒入开水，对着热水蒸气做深呼吸。

咳喘

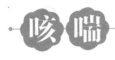

膻中穴：在胸部，前正中线上，平第 4 肋间，两乳头连线的中点。

◎ 实用小功法

缩唇推墙蹬足操

《操作方法》

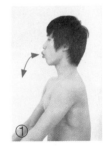

❶ **缩唇呼吸法：**先用鼻子深吸气，再从收成圆筒状的口唇间缓慢呼气。呼吸动作力求柔和舒适。练习的时间可根据自己的身体状况灵活掌握，但初练时宜短（图①）。

❷ **推墙缓解咳喘法：**首先找一个地面平坦、宽敞的空间。自然站立在墙壁前面，双足分开与肩同宽，身体距墙壁的距离为30~40厘米，然后双足

十趾蹬地，双掌与肩平或略偏高于肩按在墙上，同时用身体前倾之力把双臂压弯。这样坚持3分钟，同时要意守膻中穴（图②③）。

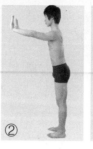
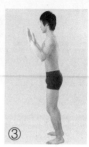

②　③

这一功法具有止咳平喘、宣肺理气的功效，能有助于减轻咳喘的症状，甚至可以远离哮喘的困扰。

咽喉运动法

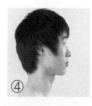

《操作方法》

紧闭嘴巴，舌头在口内往前伸展，同时鼓腮（图④）。

④

《实际功效》

此功法有助于强化气管与肺功能，从而有效改善肺部疾病及咽喉炎症等问题。

怀中抱日

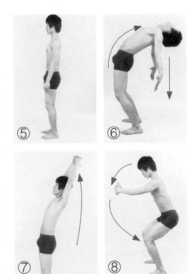

⑤ ⑥ ⑦ ⑧

双足分开与肩同宽，吸气时，将身体尽量往后仰，双手向后伸展，掌心向前，口、鼻尽量朝天，然后双手向上伸直，双手在头上方十指交叉，屈膝，双手掌心向下做抱日状；呼气时，双手掌心向下，如怀中抱日，徐徐下降至腹部。重复1~3遍。动作关键是全身放松，深呼吸，每日早晚各做1次，每次做5~10遍，长期坚持效果会非常明显（图⑤⑥⑦⑧）。

《实际功效》

可舒展、收缩气管、肺等呼吸系统的组织和器官，从而能增强呼吸系统的功能。

105

咽炎

主要穴位标准定位

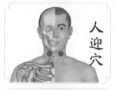 人迎穴

人迎穴： 在颈部，喉结旁开1.5寸，胸锁乳突肌前缘，颈总动脉搏动处。

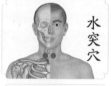 水突穴

水突穴： 在颈部，横平环状软骨，胸锁乳突肌前缘，即人迎穴与气舍穴连线的中点处。

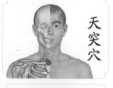 天突穴

天突穴： 在颈部，前正中线上，胸骨上窝中央。

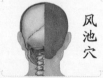 风池穴

风池穴： 在项部，枕骨之下，胸锁乳突肌与斜方肌上端之间的凹陷处。

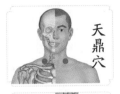

天鼎穴: 在颈外侧部，胸锁乳突肌后缘，在喉结旁，扶突穴与缺盆穴连线的中点。

鱼际穴: 手拇指本节后凹陷处，约在第1掌骨中点桡侧，赤白肉际处。

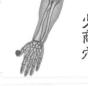

少商穴: 在手拇指末节桡侧，距指甲角0.1寸。

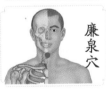

廉泉穴: 在颈部，前正中线上，喉结上方，舌骨上缘凹陷处。

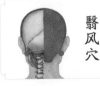

翳风穴: 在颈部，耳垂后方，乳突与下颌角之间的凹陷处。

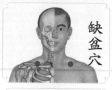

缺盆穴：在锁骨上窝中央，距前正中线4寸。

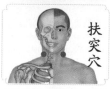

扶突穴：在颈外侧部，喉结旁，胸锁乳突肌的前、后缘之间。

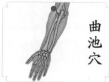

曲池穴：屈肘，在肘横纹外侧端，即尺泽穴与肱骨外上髁连线的中点。

❀ 实用小功法

3分钟颈椎按摩操

《操作方法》

❶取坐位，双手交叉，用拇指的指腹按揉人迎穴，按揉时用力要稍轻，每次1分钟。

❷用一手拇指和食指、中指对捏后颈部，一张一弛，反复30遍（下页图①）。

❸ 用双手拇指指腹按于喉结两旁，然后向锁骨上窝推揉，反复20遍（图②）。

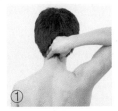

❹ 用一手食指指腹按压水突穴、天突穴，按压时力度要适中，以局部感觉酸胀为宜（图③）。

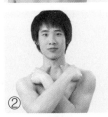

❺ 用双手拇指指腹按压风池穴、天鼎穴，按压时力度要适中，以感觉微微酸胀为宜，每次3分钟（图④）。

《实际功效》

　　对因慢性咽炎以及感冒引起的咳嗽、声音沙哑、咽部肿痛及支气管炎、哮喘等疾病均有辅助疗效。

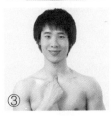

自我与他人搭配按摩缓解操

《操作方法》

❶ 被按摩者右手持按摩棒，稍用力点按左手的鱼际穴、

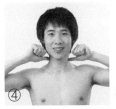

少商穴，每穴每次2分钟左右（图⑤）。

❷将一手中指和食指弯曲如钩状，蘸少许温水以润滑，夹揪廉泉穴处的皮肤，把皮肤和肌肉夹起，然后用力向外滑动再松开，一夹一放，反复操作6~7遍，以局部皮肤出现紫红色瘀血为宜（图⑥）。

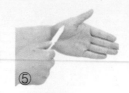

⑤

❸被按摩者取坐位，按摩者用一手拇指指端点按天突穴，反复操作1~3分钟（图⑦）。

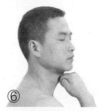

⑥

❹按摩者将食指、中指并拢，自被按摩者的翳风穴向内下方沿胸锁乳突肌推摩至缺盆穴，着重弹拨天鼎穴、扶突穴各1分钟，反复操作3~5遍（图⑧）。

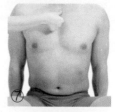

⑦

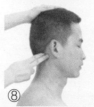

⑧

能有效改善咽喉部红肿、疼痛等症状。

点按曲池穴

❶操作者取站位，两足自然分开，与肩同宽；左臂自然下垂置于身体左侧，右手则握住左肘部，食指和中指同时扶在曲池穴上。

❷慢慢伸展左臂，使左臂向前平举，掌心朝下。

❸手掌向外翻转，掌心朝上，同时臂部向外扩展约45°，食指和中指指尖向下按压曲池穴。

宣肺理气，消炎止痛，改善咽喉部诸多不适，尤其适合慢性咽炎。

———— 养·生·笔·记 ————

慢性咽炎

慢性咽炎是一种常见病，为慢性感染所引起的弥漫性咽部病变，主要是咽部黏膜炎症。本病多发于成年人，主要病因有屡发急性咽炎、长期受粉尘或有害气体刺激、烟酒过度或过敏体质、身体抵抗力减低等。

呃 逆

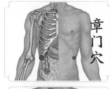

章门穴： 在侧腹部，在第11肋游离端的下方处。

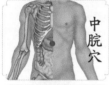

中脘穴： 在上腹部，前正中线上，脐上4寸。

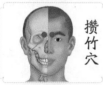

攒竹穴： 在面部，眉头的凹陷处，左右各一。

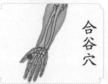

合谷穴： 在手背，第1、第2掌骨间，当第2掌骨桡侧的中点处。

❁ 实用小功法

4步缓解呃逆法

《操作方法》

❶ 取坐位，双手拇指、食指相对，提拿两侧的章门穴。

❷ 按摩者将手掌放在被按摩者的上腹部，以中脘穴为中心，按顺时针方向抚摩，反复50圈（图①）。

❸ 患者握拳，用手背自上而下搓背部（图②）。

❹ 按摩者用拇指指端按压被按摩者眼眶壁上缘内侧凹陷处的攒竹穴（图③）。

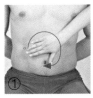
①
②
③

《实际功效》

　　上述按摩手法有理气解郁的作用，对理顺气息有很好的疗效，从而能缓解打嗝。如果是宝宝打嗝，妈妈可以轻轻地抱起宝宝，轻拍宝宝的后背，也可缓解打嗝。

手口鼻耳按摩操

❶ **用手掌罩住口鼻法：** 用手掌罩住口鼻，正常呼吸。

❷ **掌心按压法：** 用拇指指腹按压掌心，越重越好。

❸ **按压合谷法：** 用右手拇指按压左手合谷穴部位，以分散注意力，缓解打嗝。

❹ **吸气法：** 深吸一口气，屏息片刻。随着肺中二氧化碳的增加，膈肌会松弛下来，从而缓解打嗝。

❺ **伸舌法：** 伸出舌头，这样便能使左右声带间的裂隙（声门）扩张。

❻ **按压颅骨法：** 按压耳垂后颅骨基部的柔软部位，这样能使膈肌放松下来。

《实际功效》

可增加体内的二氧化碳的量，使膈肌放松、呼吸顺畅，有利于缓解呃逆症状。

----- 养 · 生 · 笔 · 记 -----

打嗝的辨证处理方法

如果打嗝很难止住，而且没有其他不适的话，就不必太着急，一般情况下过一会儿就会停止。

肺炎

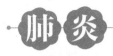

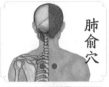

肺俞穴：在背部，第3胸椎棘突下，后正中线旁开1.5寸。

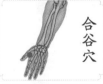

合谷穴：在手背，第1、第2掌骨间，当第2掌骨桡侧的中点处。

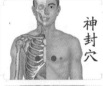

神封穴：在胸部，第4肋间隙，前正中线旁开2寸。

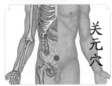

关元穴：在下腹部，前正中线上，肚脐下方3寸。

❀ 实用小功法

拍胸吸气法

《操作方法》

❶ 全身放松，上身挺直，两膝自然分开，双手放在大腿上，将注意力集中在丹田，边吸气边抬手用手掌从两侧胸部由上至下轻拍，呼气时从下向上轻拍，持续约10分钟，最后用手背随呼吸轻叩背部肺俞穴数10下（图①）。

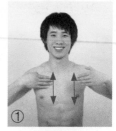

❷ 自然站直，两足分开与肩同宽，两手放于脐下关元穴处，两掌相搭，掌心向上，身体放松并吸气，收腹，再缓缓呼气放松，持续半小时左右即可（图②）。

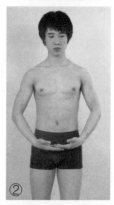

《实际功效》

拍打肺经及其相关腧穴，有利于宣肺理气，

可辅助治疗肺炎。

点按合谷操

❶ 取站位，两足自然分开，与肩同宽；右手握住左手手背，掌心朝内，右手拇指按压在左手合谷穴上，掌心向外翻转，并由胸前向前推（图③④）。

❷ 然后手掌向内翻转，并慢慢收回胸前，同时保持拇指放松。

此功法可活动上肢，促进上肢的血液循环，而上肢是手太阴肺经的主要循行部位，对于宣肺理气，缓解、改善肺部诸多不适症状效果十分显著，建议每天坚持练习。

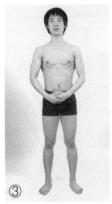

③

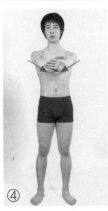

④

117

点按神封操

❶ 取站位，两足自然分开，与肩同宽；两臂向两侧平举，掌心朝下（图⑤）。

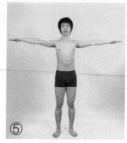

⑤

❷ 上半身保持不动，同时两臂屈肘，四指并拢，拇指向外扩展，四指指腹轻轻用力点按两侧的神封穴（图⑥）。

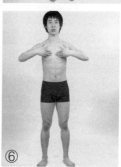

⑥

《实际功效》

该操可缓解咳嗽、气喘等肺炎症状。

养-生-笔-记

了解肺炎

肺炎是一种较为常见的疾病，是由各种病毒、细菌、真菌的感染或化学物质刺激引起的。其症状为咳嗽、咳痰、发热、胸痛等。

心脏病

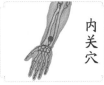

内关穴： 在前臂掌侧，曲泽穴与大陵穴的连线上，腕掌侧横纹上2寸。

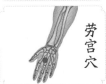

劳宫穴： 在掌区，第3掌指关节近端，第2、第3掌骨之间偏于第3掌骨。

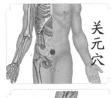

关元穴： 在下腹部，前正中线上，肚脐下方3寸。

神门穴： 在腕部，腕掌侧横纹尺侧端，尺侧腕屈肌腱的桡侧缘。

❖ 实用小功法

用嘴吐气法

《操作方法》

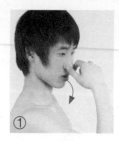

　　找一个空气流通、安静的场所，取站立姿势，先用鼻子缓缓地吸入一小口气；然后用一手拇指和食指捏住鼻子，用嘴缓缓地向外吐气，尽量吐出更多的气（图①）。

《实际功效》

　　此法可使气血流通舒畅，改善心脏功能。

按摩心包经

《操作方法》

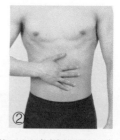

❶每晚睡前先点按内关穴和神门穴，然后把两手掌相互搓热，将劳宫穴对准任脉上的关元穴（脐下3寸）及其周围揉数分钟，感觉凉后，将两手掌搓热再揉，直至慢慢入睡为止（图②）。

②沿心包经的穴位逐个按揉，效果也非常明显。每个穴位以按揉痛为佳，凡是按到痛的穴位就要多按几下，直至按到感觉不痛为宜，平均每个穴位按摩2~3分钟。长期坚持按摩可促进睡眠。

《实际功效》

内关穴和劳宫穴是心包经上的要穴，常按摩这两个穴位能起到宁心安神的作用。

马步运球

《操作方法》

取站位，双足分开与肩同宽，根据自身耐受力，膝关节弯曲成90°~135°成马步状，即骑马蹲式，双臂前伸，五指自然分开成抱球状，并始终保持抱住假想中"球"的姿势，运用腰、髋、肩、背的活动，充分向左、右、上、下不同方向转圈，颈部要随着轻微转动，眼睛要求时时跟随运球的方向移动，只有这样才能逐渐达到形、

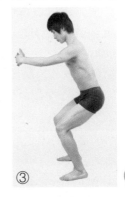

③

意、神合一的境地。将该动作重复20~30遍（上页图③）。

这个练习的要点是在做和缓的画圆运动中疏通全身经络，是经络保健操的热身环节。可在平时闲暇或心情不好时，单独练习这个动作，也会收到解乏和放松身心的效果。

甩手蹲足

《操作方法》

取站位，双足分开与肩同宽，双手自前方甩过头顶，同时深深吸气；然后再自然地从胸前沿体侧向后尽量甩动，双足同时蹲起并呼气，反复50~100遍（图④）。

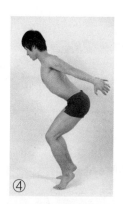

④

《实际功效》

此练习尤其适合轻度冠心病患者。冠心病患者适合大肌群的小强度、较长时间的运动，有利于增强心肌泵血能力、增加回心血量。

消化不良

主要穴位标准定位

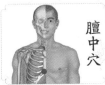

膻中穴：在胸部，前正中线上，平第4肋间，两乳头连线的中点。

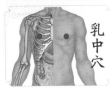

乳中穴：在胸部，第4肋间隙，乳头中央，距前正中线4寸。

❀ 实用小功法

促进消化按摩操

《操作方法》

❶ 取仰卧位，双臂交叉于胸前，将双手拇指贴于对侧胸前，其余四指贴于对侧腋下，提拿胸部肌肉，同时由内向外滑动，反复3遍（下页图①）。

❷ 一手拿捏同侧腰部，拿捏时，先提起腰部肌

123

肉，提起稍停片刻，再松开前移，如此反复3遍（图②）。

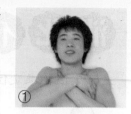

❸ 拇指伸出，其余四指并拢，微屈；然后用拇指指腹从膻中穴向两侧乳中穴分推，并沿肋间向外平推至胸侧，而后下移一个肋间隙，再从内向外分推，依次向下推至腹部，反复3遍（图③）。

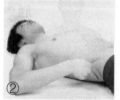

《实际功效》

上述按摩手法能够加速肠胃蠕动，帮助消化吸收，可有效地缓解腹部不适及消化不良症状。

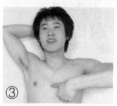

左右开弓

《操作方法》

❶ 站立，两足分开与肩同宽，双眼平视前方，双手握拳在腰间；然后吸气，左手立掌用力慢慢向

前推出，同时身体向右侧转动，头尽量向后看（图④⑤）。

❷呼气时返回原状，然后换另侧做相同的动作，重复1~3遍。

《实际功效》

此法有防治消化不良的作用，对于食欲缺乏、腹泻、腹痛、腹胀、痢疾等症状和不适有明显的改善作用。

瞻前顾后

《操作方法》

❶接左右开弓的第一步，吸气时，左足以45°迈出一步，左手手掌以45°向前、向上反掌送出，右手手掌向后反掌送出。

❷右足以45°迈出，右手

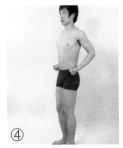

④

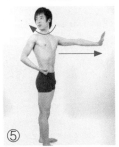

⑤

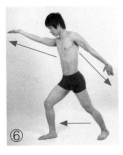

⑥

手掌向上反掌，左手手掌向后反掌（上页图⑥）。

此法可以锻炼肝、胆经，促进胆汁分泌。

仰卧起坐法

《操作方法》

每天坚持做12~24个仰卧起坐，分2次完成。仰卧起坐的运动量可逐渐增大。

《实际功效》

此法有利于增强腹肌，帮助消化。

---养·生·笔·记---

缓解消化不良的日常生活要点

◎消化不良者宜适当食用含膳食纤维的食物，以促进胃肠蠕动。

◎饭后不要静坐不动，或卧床而睡，最好散步20~30分钟，有助于食物的消化吸收，也能缓解病情。

◎食物在烹调过程中，要尽量切得精细一些，然后再进行烹调，这样做有助于消化，缓解胃肠负担。

◎进餐时忌饮水，以免稀释胃液，妨碍消化。

膀 胱 炎

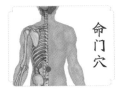

命门穴

命门穴：在腰部，后正中线上，第2腰椎棘突下凹陷处。

❀ 实用小功法

活动足掌

《操作方法》

坐在地上或床上，双足并拢，足掌朝外，以足跟为轴心使足掌反复由上向下压。由起始动作往下压时，力度应适当大一些（图①②）。

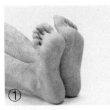

①

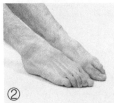

②

《实际功效》

此动作可拉动踝关

127

节，从而刺激下半身，可有效改善膀胱炎。另外，经常活动双足还可以锻炼足掌的肌肉，增强肌肉的力量。

凯格尔运动法

《操作方法》

收缩骨盆处肌肉1~3秒，然后放松。如此重复10下，每天做3~5次。

《实际功效》

坚持练习凯格尔运动的目的是锻炼盆腔底部肌肉，能够加强和训练耻尾肌，并增强尿道和肛门括约肌的功能，对防治膀胱炎也有作用。

腹股、肛门锻炼自疗法

《操作方法》

❶ 锻炼耻骨运动：取站位，肘关节弯曲，以左手握住右膝，上半身向前屈，左腿保持直立。然后换成右手握住左膝，右腿保持直立（图③）。

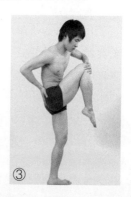
③

❷ 拉紧、松弛腹肌运动：
用力缩紧腹肌，保持一
段时间后缓缓拉动下腹部
肌肉。

❸ 收缩腹部运动：用力
收缩肚脐周围的腹部肌
肉，这样可以拉动关元
穴，从而与命门穴产生共
振（图④）。

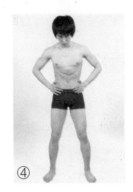

　　此动作可强化肠胃、子宫与膀胱的功能；另
外，此动作还可以拉动括约肌及小腹肌肉，从而
改善尿失禁、膀胱炎等症状。

蜻蜓点水

《操作方法》

❶ 取俯卧位，颈下垫一个枕头（下页图⑤）。
❷ 双手掌心朝下，撑于身体两侧的地面上，并慢
慢撑起上身，同时尽量将头向后仰（下页图⑥）。
❸ 臀部向后靠，尽量使臀部贴近足跟，上身下
压，双手向前伸展（下页图⑦）。

❹双手从前向后缩回，调整呼吸；随后再向前伸展全身（图⑧）。

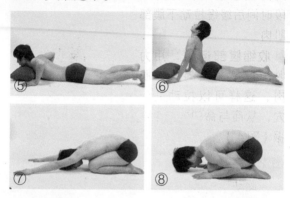

⑤ ⑥ ⑦ ⑧

《实际功效》

　　此动作可激活膀胱功能，以此达到缓解膀胱炎症的目的。

摇头摆尾操

《操作方法》

❶取仰卧位，头下垫一个枕头，双手自然放在身体两侧（下页图⑨）。

❷双腿弯曲，双手抱住双腿，最大限度地将膝盖向胸前抱，并保持正常的呼吸（下页图⑩）。

❸将头靠在枕头上，然后身体向右转动，头也跟着向右转。反方向做相同动作，注意掌握好力度（图⑪⑫）。

《实际功效》

常做此操可疏通气血，有效改善膀胱疾病。

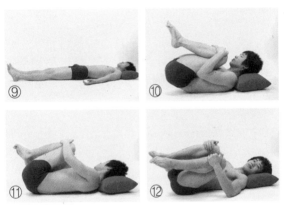

⑨ ⑩ ⑪ ⑫

—————养-生-笔-记—————

预防膀胱炎

为了预防膀胱炎的发生，一般建议每天补水充足，多喝水。同时也要及时排尿，不能憋尿。此外，还应注意个人卫生和环境卫生，勤洗换内裤，尤其是进行性生活更要注意卫生。

131

慢性肾炎

狸猫上树

《操作方法》

　　取站位，放松全身，然后屈膝、弯腰、含胸，由下向上活动脊柱各关节，然后再抬头挺胸，双手放于体侧（图①②）。

《实际功效》

可使腰部得到锻炼。

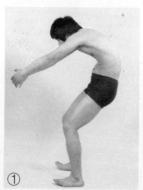

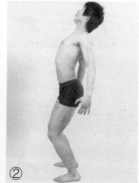

① ②

前列腺炎

◈ 实用小功法

提臀操

《操作方法》

❶ 仰卧姿势，
双腿并拢，双
手放于身体两
侧（图①）。

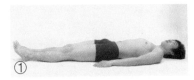

❷ 调整好呼
吸，然后逐渐
将双腿向前屈
起（图②）。

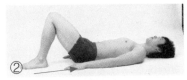

❸ 用双手和双

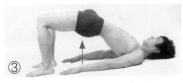

足支撑着身体，逐渐抬高臀部至离床面15厘米
左右，同时深吸气并做提肛动作，保持3~6秒
之后，缓缓地放下臀部，恢复到起始动作，保
持全身放松，进行深呼吸，可反复进行20~36
遍（图③）。

活血化瘀、补肾益精、利湿解毒。

抖膝

先采取站立姿势，双手叉腰，身心放松，接着两足分开与肩同宽，以每秒2~3下的频率抖动膝部，抖动时长为1~2分钟。每日早晚各抖动1遍为宜（图④）。

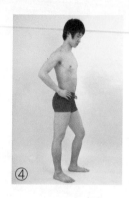

④

可促进会阴部的气血循环，缓解前列腺炎。

叉腿

坐在地板或床面上，双腿先向前伸直，再慢慢地

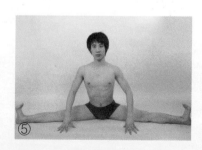

⑤

134

分别向两边张开。在整个过程中，双腿都要保持伸直状态，不要弯曲，并且大腿与小腿要平贴在地板或床面上（上页图⑤）。

《实际功效》

这个动作通过外展双腿来拉动会阴部的肌肉，既锻炼了会阴部的器官，也促进了该部位的气血循环，有利于补虚养血，从而强肾益精，可有效减轻前列腺炎症状。

————养·生·笔·记————

改善前列腺炎的外治方

◎蜗牛肉敷脐法：将2条蚯蚓和2只蜗牛（肉捣烂），加入2克车前子末调匀，将其敷在脐部，外用纱布固定。早、晚各1次。

◎田螺肉敷脐法：取连须大葱3棵、鲜车前草30克、田螺肉7个、淡豆豉10颗、食盐1克，放在一起捣成泥后敷于脐部即可。早、晚换药1次。

◎药袋敷贴法：取金钱草、败酱草各20克，刘寄奴、白花蛇舌草各30克，核桃仁、红花、乌药各15克，车前子12克，制香附8克，一起研成细末，然后用纱布将其包好敷于小腹即可。

腹泻、腹痛

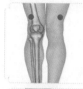

梁丘穴

梁丘穴： 在股前区，髌底上2寸，股外侧肌与股直肌肌腱之间。

手三里穴

手三里穴： 在前臂背面桡侧，阳溪穴与曲池穴连线上，肘横纹下2寸。

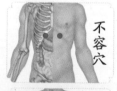

不容穴

不容穴： 在上腹部，脐中上6寸，前正中线旁开2寸。

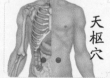

天枢穴

天枢穴： 在腹部，横平脐中，前正中线旁开2寸。

❀ 实用小功法

缓解慢性腹泻按摩操

《操作方法》

❶ 被按摩者取坐位，按摩者用拇指指腹按压被按摩者的梁丘穴，每次按压3分钟，至被按摩者感到酸胀为宜。

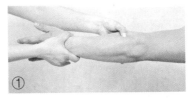

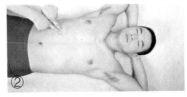

❷ 按摩者用按摩棒或者手指指腹按压被按摩者的手三里穴，力度要适中，每穴每次5分钟左右（图①）。

❸ 被按摩者改仰卧位，按摩者用双手食指指腹按揉不容穴、天枢穴，注意按压时力度要稍轻，每穴每次2分钟，至感觉温热为宜（图②）。

《实际功效》

　　可有效止泻、祛痛，对于慢性腹泻和腹痛症状的改善和缓解均有显著作用。

便 秘

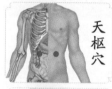

天枢穴

天枢穴： 在腹部，横平脐中，前正中线旁开2寸。

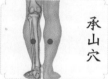

承山穴

承山穴： 在小腿后面正中，委中穴与昆仑穴之间，当伸直小腿时，腓肠肌肌腹下出现尖角凹陷处。

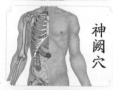

神阙穴

神阙穴： 在腹中部，脐中央。

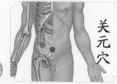

关元穴

关元穴： 在下腹部，前正中线上，肚脐下方3寸。

❖ 实用小功法

按摩穴位小功法

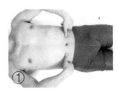

❶ **按摩腹部**：双手重叠，掌心按于脐部，以肚脐为中心推摩腹部，范围逐渐扩大，注意推摩时力度要适中，按顺时针方向50圈，然后轻拍腹部15下。

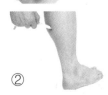

❷ **按揉天枢穴**：用拇指指腹按揉天枢穴，注意按压时力度要稍轻，每穴每次2分钟（图①）。

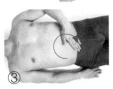

❸ **按揉承山穴**：用按摩棒按压承山穴，每次1分钟，再拿捏承山穴周围的腓肠肌30下。口臭者加按足三里穴1分钟（图②）。

❹ **按揉神阙穴**：用单手掌心按顺时针方向分别按揉神阙穴、关元穴，每穴每次5分钟（图③）。

有助于促进肠胃蠕动，帮助消化，改善便秘。

辅助性治疗小功法

《操作方法》

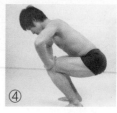

④

① 晃动臀部：站立屈膝，将臀部轻轻上下晃动。经过一段时间，大便就会顺着肠壁向下滑移，最后就会产生便意而排出肛门（图④）。

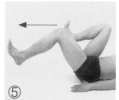

⑤

② 两足下蹬：采取仰卧的姿势，上肢放于体侧不动，两腿屈膝抬起，两足交替下蹬，每秒蹬1下，每只脚蹬100~200下（图⑤）。

《实际功效》

促进肠道的蠕动，使肠道畅通，从而缓解和改善便秘症状，非常适宜便秘患者长期练习。

提肛腿脚运动

《操作方法》

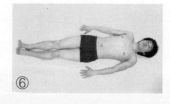

⑥

① 提肛：平躺，双手自然放于身体两

侧，双脚伸直，双腿交叉，也可不交叉，将臀部、大腿用力夹紧，同时提肛，保

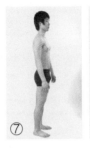

⑦

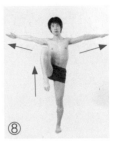

⑧

持9秒。然后放松，调整呼吸，等呼吸自然后，再重复9~15下（上页图⑥）。

❷ 单腿跳： 身体先站直，头放正，双眼平视前方，自然放松，两手自然放在身体两侧，接着调整呼吸，待呼吸自然后，张开双臂，屈膝收起一条腿，另一条腿做单腿跳，一次6下左右（图⑦⑧）。

❸ 揉按肚脐并提肛： 可用一只手缓慢揉按肚脐，一按一松，同时做提肛动作，一提一松。但要非常注意的是，提肛时用力，放松时千万不能过于用力。

《实际功效》

　　该操可缓解便秘，对于因便秘等所导致的痔疮也有很好的缓解作用。

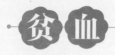

贫血

主要穴位标准定位

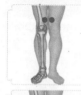

血海穴

血海穴：在股前区，髌底内侧端上2寸，股内侧肌隆起处。

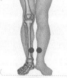

三阴交

三阴交：在小腿内侧，内踝尖上3寸，胫骨内侧缘后侧。

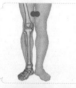

阴包穴

阴包穴：在股前区，股骨内侧髁上4寸，股内侧肌与缝匠肌之间。

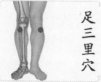

足三里穴

足三里穴：在小腿外侧，犊鼻穴下3寸，犊鼻穴与解溪穴连线上。

❀ 实用小功法

腿部穴位按摩操

《操作方法》

❶ **拍打血海穴**：取站立姿势，左足向前跨出一步，同时将两臂侧平举，掌心朝下。然后向上起起左膝，并用右手掌拍打左腿的血海穴。换另一侧进行（图①②）。

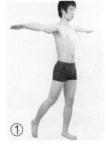

❷ **拍打三阴交穴**：右膝屈曲盘腿向上提起，上身稍稍向前倾，同时右手掌拍打右腿的三阴交穴，左手自然下垂。换另一侧进行（图③）。

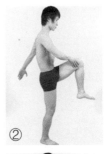

❸ **拍打阴包穴**：取站立姿势，两足分开与肩同宽。上身前屈，左手拍打右腿的阴包穴，同时右手自然放在右腿外侧。换另一侧进行（下页图④）。

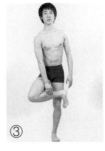

经常进行此项运动有助于打通经脉，疏通气血，改善血液流通，促进气血运行，对预防和缓解贫血症状效果显著。

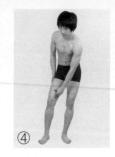

④

腿脚运动术

〈操作方法〉

❶操作者双手握拳，用力击打患者的小腿肚中央（下页图⑤）。

❷伸直一侧小腿，用双手紧握住前足掌，向上用力扳足（下页图⑥）。

❸坐在凳子上，保持身体放松，将双足放在热水盆中泡洗，3分钟后，双足离盆悬空，足部先向左转10下，再向右转10下（下页图⑦⑧）。

〈实际功效〉

经常做上述动作可益气养血，促进气血循环，改善贫血症状，尤其适用于产后缺血的女性。因为血液是营卫之气和津液的根本，也是五脏六腑化生的原料，一旦贫血，很容易造成气血双虚，所以，及时改善贫血非常重要。

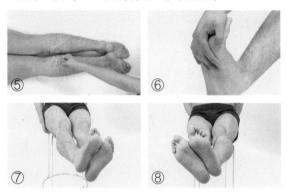

简单易学的预防贫血操

《操作方法》

　　仰卧在床上或垫子上，身体伸直，放松心情，双手抚摸脸庞，保持呼吸平稳。右腿伸直，左腿向前屈，用左足跟敲打位于右膝关节下方的足三里穴。右腿感到温热为宜，换对侧同法施行。

《实际功效》

　　此动作可促进全身血液循环，改善血液供给，从而帮助贫血者改善气血状况，减轻贫血及其相关症状。

低血压

◎ 实用小功法

腿部运动

《操作方法》

❶ **十指交叉：** 仰卧，双腿并拢伸直，双手平放在身体两侧，掌心向下。然后呼气，双手十指交叉于胸前，牵拉双手，吸气。反复进行5遍，恢复原来的姿势（图①②）。

❷ **屈膝蜷身：** 在第一步的基础上，双腿屈膝并拢，慢慢地向胸部靠拢；然后向上抬起头部并

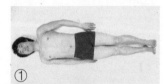

①

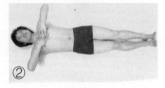

②

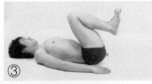

③

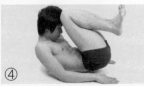

④

使下巴也向胸部靠拢。反复进行5遍（上页图③④）。

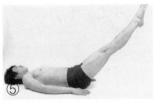

❸ **上抬双腿：** 双腿并拢伸直，慢慢向上抬高，调整呼吸，反复进行5遍，恢复原来的姿势（图⑤）。

可益气补虚，养血补血，从而有效缓解低血压。

升压保健操

❶ 取站位，双臂自然放于身体两侧，双足自然分开与肩同宽，全身放松。用鼻吸气、用嘴呼气，力求呼吸节奏平稳，重复5~6遍（下页图⑥）。

❷ 双臂从身体两侧向头上方举起至双手相握，随后吸气；再慢慢伸直手指，随后呼气；最后双臂从身体两侧放下恢复原位（下页图⑦）。

❸ 取站位，吸气，两手掌用力按压胸廓下部（两胁），同时缓缓从半闭的嘴中呼气。重复4~5遍（下页图⑧）。

④ 先吸气，然后在缓缓呼气的同时用力轮流屈曲两腿膝关节，使膝部靠近胸部。重复4~5遍（图⑨⑩）。

⑤ 双足分开，比肩略宽，然后弯腰，双手试触足趾，然后起身。弯腰时呼气，起身时吸气。要求呼吸缓慢而均匀平稳。重复4~5遍（图⑪）。

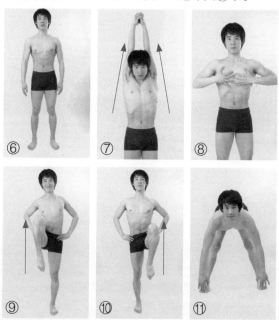

⑥　　　　　⑦　　　　　⑧

⑨　　　　　⑩　　　　　⑪

无症状的低血压者也可练习上述低血压保健操，有助于血压恢复正常。

啄击腿部

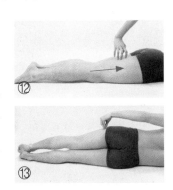

《操作方法》

❶ 按摩者五指张开、弯曲，用指端自下而上啄击被按摩者腿部的后侧、外侧，反复20下（图⑫）。

❷ 用手擦、捏、揉、拍、啄大腿和小腿外侧，反复操作20下，至腿部有一定的温热感为宜（图⑬）。

《实际功效》

此动作可消除腿部疼痛不适，祛除风湿；并改善精神状态，帮助稳定血压，缓解头晕目眩等症状。进行上述动作的练习能够帮助消除腿部疼痛不适，祛除风湿。此外，对改善精神状态不佳，缓解头晕目眩等症状也有好处。

前后移动膝盖

　　坐于椅子的前1/2部分，上身挺直，双手垂于身体两侧。以大腿带动右腿向前移动，同时左腿向后移动，接着再左腿向前、右腿向后移动（图⑭⑮）。

　　此动作可刺激神经系统，改善微循环系统，平衡血压、血糖等，对低血压的病症有较好的辅助治疗作用。

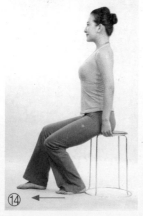
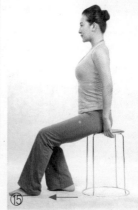

⑭　　　　　　　⑮

高血压

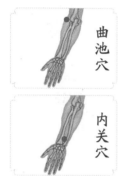

曲池穴

曲池穴：屈肘，在肘横纹外侧端，即尺泽穴与肱骨外上髁连线的中点。

内关穴

内关穴：在前臂掌侧，曲泽穴与大陵穴的连线上，腕掌侧横纹上2寸。

◈ 实用小功法

预备动作

《操作方法》

坐在凳子上，姿势要自然、端正，正视前方，双手手掌放于大腿上。

膝关节屈曲90°，双足分开与肩同宽，全身肌肉放松，均匀呼吸（下页图①）。

151

经常进行上述小功法的练习，有助于调整微血管舒缩、缓解小动脉痉挛、疏通气血、调和阴阳，对高血压病的预防和辅助治疗效果比较显著。

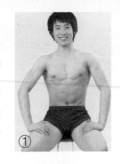

一组简单的降压操

《操作方法》

❶ **左右擦颈：** 先用左手大鱼际从上至下擦抹右颈部胸锁乳突肌，再换右手大鱼际擦抹左颈部胸锁乳突肌，1次为1拍，做32拍。此法可缓解胸锁乳突肌痉挛，利于降血压（图②）。

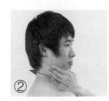

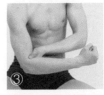

❷ **按揉曲池穴：** 先用左手按揉右手臂肘关节处曲池穴，旋转一周为1拍，做32拍。然后换右手进行。此法有助于清

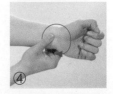

热、降血压（上页图③）。

❸ **揉内关穴宽胸**：先用右手拇指按揉左手内关穴，然后换左手按揉右手内关穴，以顺时针方向按揉一周为1拍，每侧各做32拍。此按摩法可以舒心开胸（上页图④）。

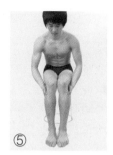

⑤

❹ **引血下行**：分别用左右手自上而下按揉左右小腿，反复10~15次（图⑤）。

❺ **扩胸调气**：两手放松下垂；然后握空拳，屈肘抬起，提肩向后扩胸；最后放松还原（图⑥）。

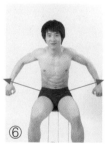

⑥

《实际功效》

　　每天持续做此小功法2~3遍，有降血压、清脑、镇痛、宽胸、安神等功效，有助于血压保持稳定。

　　患有比较严重的高血压病时，可在进行药物治疗的同时坚持做此降压操，也可以获得不错的效果。

伸展四肢

操作方法

❶ **伸展上肢：**取仰卧位，双腿伸直，双手向头部尽量伸展。也可以取站位或者坐位，双手向后上方伸展即可。

❷ **伸展下肢：**站立，左腿向左迈一步并伸直，右腿下蹲，左手叉腰，右手自然放于右大腿上，恢复站立姿势。两腿交换进行，反复操作。

实际功效

有助于改善因血压高引起的头晕目眩等症状，非常适合高血压患者长期练习。

---养-生-笔-记---

高血压病的日常保养

◎忌烟、酒。

◎忌高胆固醇食物。

◎饮食以低盐、低动物脂肪为宜。

◎控制食量和热量。

◎利用业余时间参加户外锻炼。

高脂血症

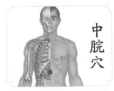

中脘穴

中脘穴： 在上腹部，前正中线上，脐上4寸。

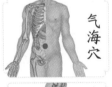

气海穴

气海穴： 在下腹部，前正中线上，脐下1.5寸。

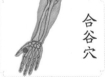

合谷穴

合谷穴： 在手背，第1、第2掌骨间，当第2掌骨桡侧的中点处。

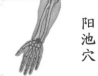

阳池穴

阳池穴： 在腕背侧远端横纹上，指伸肌腱的尺侧缘凹陷处。

❖ 实用小功法

自我按摩降血脂

《操作方法》

❶ 用拇指指腹按压中脘穴，
每次2分钟（图①）。

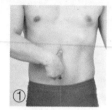

❷ 用拇指指腹按揉气海穴，
每次2分钟，以局部皮肤感觉
发热为宜（图②）。

《实际功效》

　　通过按压腹部，改善内
分泌系统。

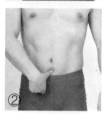

他人按摩降血脂

《操作方法》

　　按摩者弯曲拇指，用拇指指端点揉被按摩者
合谷穴、阳池穴，每穴每次2分钟，至被按摩者
感到酸胀为宜。

《实际功效》

　　此小功法适用于高脂血症患者长期坚持练
习，有效帮助其缓解各种不适。

颈椎病

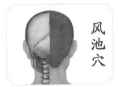

风池穴

风池穴：在项部，枕骨之下，胸锁乳突肌与斜方肌上端之间的凹陷处。

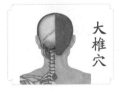

大椎穴

大椎穴：在后正中线上，第7颈椎棘突下凹陷处。

❀ 实用小功法

横拉颈部

《操作方法》

将右手从右侧放于颈后直至左下颌处，按揉风池穴和大椎穴，同时头慢慢左转，连续做20遍。换左手

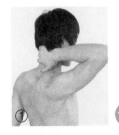

①

157

以相反方向再做20遍（图
①②）。

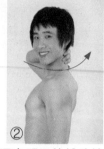

这个练习实际是使颈肌
受到横向的按压和牵拉，可
以明显改善颈部肌肉的血液
循环，对颈部僵硬、麻木以
及颈椎病等引起的颈部气血不通有明显的辅助性
功效。

背后"握手言和"

《操作方法》

双手从身体两侧向后
伸，相握，在向后伸拉的同
时往上略微抬起，尽量收腹
挺胸，头向后仰，并坚持
5~10秒（图③）。

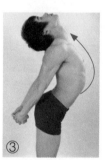

《实际功效》

可通经脉，活气血，对于防治颈椎病、肩
周炎、肩背筋膜炎和腰背肌劳损等症有良好的
作用。

抱头压肘肩

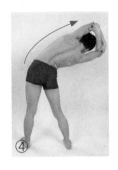

《操作方法》

　　双臂举过头顶，双掌按住对侧肘关节，分别向左右两侧加压，同时可以配合做相应的腰部侧弯动作，左右各做20遍，以腰部感觉酸胀为宜（图④）。

④

《实际功效》

　　侧重对肩关节和躯干外侧肌群的牵拉，有利于增强肩关节和腰部的柔韧性，防治肩周炎和腰痛，并对颈椎病有一定的辅助治疗作用，适合男女老少各类人群练习。

绕颈揪耳朵

《操作方法》

　　一侧上臂屈曲，从前方绕过颈部，尽量去揪住对侧的耳朵。另一侧手掌可以按住其肘关节外侧，向体侧加压，以增加对肩关节和颈肌

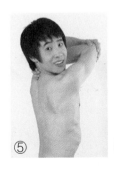

⑤

的牵拉力度（上页图⑤）。

《实际功效》

　　有利于增强肩关节和颈肌的柔韧性，从而利于防治肩周炎和颈椎病等。经常进行上述动作的练习有利于增强肩关节和颈肌的柔韧性，对颈椎病患者具有很好的锻炼作用，对防治肩周炎和颈椎病也十分有效。

------ 养·生·笔·记 ------

日常预防颈椎病

◎保持正确的工作姿势。

◎用短暂的休息时间练习一下颈椎操。

◎选择一款舒适健康的枕头。

◎秋冬季节注意颈部的保暖。

◎利用业余时间参加户外锻炼。

颈椎病患者的自我调整

◎调整枕头高度与睡眠体位。枕头的选择要根据自身疾病的情况，选择高矮软硬程度适宜的。

◎认识自己工作中和生活中的不良体位，做出改变和调整。

肩周炎

❋ 实用小功法

坐姿臂部运动

《操作方法》

❶ **划船**：取坐位，上身挺直，双肘上抬与肩同高，同时双臂外展，屈肘做划船运动，反复操作20遍（图①）。

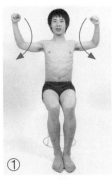
①

❷ **水中捞月**：取坐位，上身挺直，左手自然放于膝盖上，右臂向右下方伸出，与地面成45°，旋转手臂，好似从水中向外捞月一般，持续1分钟。换左臂做相同的动作，反复操作10遍（图②）。

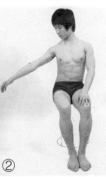
②

此项运动可以放松肌肉，缓解肌肉痉挛，有效预防和改善肩部不适。

爬墙术

❶ 正面对着墙，水平伸出五指，手心放于墙上，做逐渐向上爬墙的动作。一直到手臂伸直，整个身体正面也贴在墙面上，这时开始反复做身体离开墙面又再贴紧墙面的动作，使肩关节在屈伸方向上受到拉伸，重复上述动作20~30遍，最后一次紧贴墙面不动，静止约5秒。左右交替进行（图③④）。

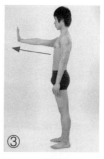

❷ 侧面对着墙，水平伸出五指，手心朝墙，做逐渐向上爬墙的动作，一直到手臂伸

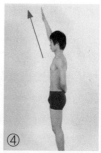

直，整个身体侧面也贴在墙面上，这时开始反复做身体离开墙面又再贴近墙面的动作，使肩关节受到拉伸，重复上述动作20~30遍，最后一次紧贴墙面，静止约5秒（图⑤⑥）。

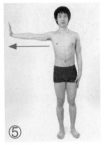
⑤

❸ 靠近墙侧面站立，将靠墙的那只手臂弯曲绕过头顶，把肘关节贴在墙上；然后用身体向墙侧反复做挤压动作。挤压时，尽量将身体往墙面靠。重复做该动作20~30遍（图⑦）。

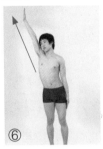
⑥

《实际功效》

常做此功法，对抬臂困难的肩周炎患者效果明显，还对平常不容易牵拉到的胸腹外侧肌群有很好的放松效果。

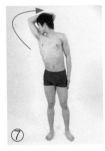
⑦

更年期综合征

❀ 实用小功法

推抚足太阳膀胱经

《操作方法》

采取俯卧的姿势，按摩者双手由肩背部沿足太阳膀胱经路线推抚至足跟。

《实际功效》

此功法有利于补肾气、调冲任等，有利于缓解更年期综合征。

吸气呼气法

《操作方法》

连续吸气2下，再连续呼气2下。可重复多次进行。

《实际功效》

此功法通过加速心脏血液循环，可改善更年期的头痛、头晕等症状。

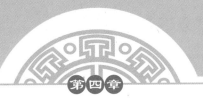

第四章

保健强身小功法

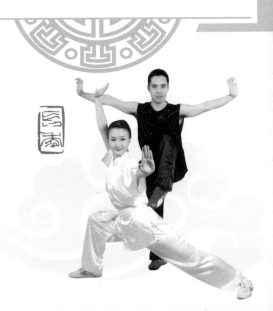

滋阴壮阳

主要穴位标准定位

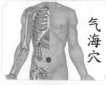

气海穴

气海穴：在下腹部，前正中线上，在脐下1.5寸。

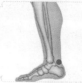

大钟穴

大钟穴：在足内侧，内踝后下方，跟腱附着部的内侧前方凹陷处。

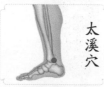

太溪穴

太溪穴：在踝区，内踝尖与跟腱之间的凹陷处。

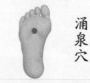

涌泉穴

涌泉穴：在足底，屈足卷趾时足心凹陷处。

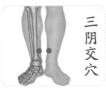

三阴交穴：在小腿内侧，内踝尖上3寸，胫骨内侧缘后侧。

❁ 实用小功法

摩肾壮阳操

《操作方法》

❶一手手掌从胸部剑突向下平推向耻骨联合处，反复操作30下（图①）。

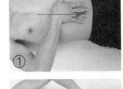

❷双手拇指重叠放置在气海穴上，先按顺时针方向按摩30下，再按逆时针方向按摩30下（图②）。

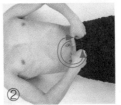

❸用手掌或手掌小鱼际按摩腹股沟下方，由上至下或由下至上按摩，反复进行30下。

《实际功效》

经常进行这套胸腹部的按摩动作，有利于增

强身体的抵抗力，从而间接地发挥强肾壮阳的功效。

此外，经常按摩睾丸和腹股沟，则有利于补虚健体，改善性功能低下，如早泄、阳痿等阳虚症状。

按揉大钟穴

《操作方法》

用拇指按揉大钟穴，力度可稍重，也可以在白天将米粒贴在大钟穴上，这样，可长时间保持穴位刺激。若能同时刺激太溪穴以及同为

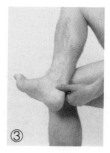

③

足少阴肾经上的涌泉穴和足太阴脾经上的三阴交穴等，效果会更加显著（图③）。

《实际功效》

大钟穴、太溪穴是足少阴肾经的腧穴，其作用重在补肾，经常按摩这两个穴位，可明显改善肾脏功能。

另外，针对这两个穴位进行艾灸、刮痧等疗法也对养肾有好处。

舒经理气

◈ 实用小功法

顶天立地

《操作方法》

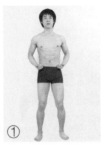

❶正身站立，两足分开与肩同宽，头正项直，两眼平视前方，双手握拳，拳心向上置于腰间。配合吸气，右手手心向上，用阴力（指整个身体的力量）徐徐向上作顶天状；左手仍握拳，用阴力慢慢向下作撑地状。身体徐徐向左侧转动，头尽量向左转（图①②）。

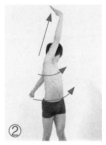

❷呼气时返回原状，然后做相反方向的动作，重复1~3遍。

《实际功效》

此功法能尽最大的阴力慢慢伸展肝、胆经，

保证两经气血通畅，增强两脏腑的功能，从而保护双目。

毛巾操

《操作方法》

❶ 双足分开与肩同宽，双手平举，平握毛巾的两端（距离略比肩宽），慢慢往上举至极限，同时背微微向后仰（图③）。

❷ 整个身体和手臂慢慢由右后方往前画圆圈，过程中手臂应伸直。接着换向左边转圈。

❸ 站直后，抓紧毛巾两端，手臂上举伸直，往身体右侧伸展，肩膀不能前倾，停留6秒后，换另一侧练习（图④⑤）。

❹ 抓紧毛巾两端往背后绕，右手上举弯曲，左手

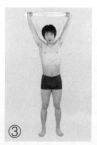
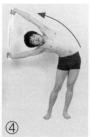
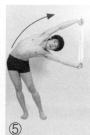

③　　　④　　　⑤

斜向下伸直。
毛巾绕过腰背
部。手握着毛
巾抵住腰部，
慢慢往左、右
绕一绕，可重
复操作5～10
遍（图⑥⑦）。

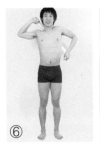
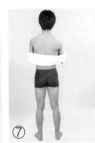

此操通过特定的动作，能够伸展、收紧人体
的肩颈部、手臂、腰背部、臀部等部位的肌肉和
韧带，长期坚持练习，可以预防并缓解颈椎病、
肩周炎等症。而且，当用毛巾摩擦躯干及肢体
时，会加快体内的血液循环，起到通经理气、舒
经活络的作用。

扭转操

《操作方法》

❶ 坐在椅子上，腰、脊柱挺
直，双手平举至胸前，右手握
住左手手腕，深吸一口气，感

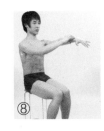

171

觉胸腔扩张（上页图⑧）。

❷一边缓缓吐气，一边慢慢扭转上半身，朝左转，双目正视左手臂，待吐完气后再回复到正前方（图⑨）。

❸依同样方式向右扭转。

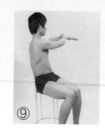

〖实际功效〗

常练习扭转操，可以促进肝脏的血液循环，达到舒经活络、顺气理气的功效。

蹲起推墙

〖操作方法〗

❶站立，双足分开同肩宽，屈膝，蹲马步状，双手掌心向下侧平举，自然放下并升至胸前交叉，双手搭在对侧肩部，目视正前方（下页图⑩）。

❷随着深吸气将双臂保持屈肘状，并向两侧平移推开，掌心朝外（下页图⑪）。

❸接着深呼气，并发暗力缓缓将双手臂向外伸直，犹如双掌在同时推开两面墙一样（下页图⑫）。

❹双手慢慢放下，随着深吸气慢慢站直，然后深呼气一次，这个动作即可完成。反复做10~20遍。

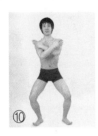 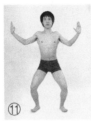 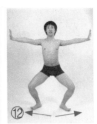

⑩　　　　　⑪　　　　　⑫

《实际功效》

　　练习蹲起推墙，可达到活血止痛、调节神经、宁心安神、镇静止痛、开通闭塞的目的。

放气运动

《操作方法》

　　站立，屈膝呈骑马蹲式，屈肘，双手半握拳，拳心向上，置于身体两侧；深吸气后，右拳变为掌式，随着深呼气并发暗力缓缓指向正前方，此乃"放气"，至上臂完全平伸为止；随着深吸气并发暗力，右臂缓缓回收的同时逐渐还原成半握拳，此乃"收气"，直至放回身体侧面。左右两手交替进行，各做10~20遍。

《实际功效》

　　此动作可改善脏腑气血运行而营养全身。

醒脑提神

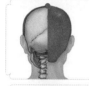

百会穴

百会穴：在头部，前发际正中直上5寸。

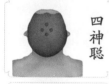

四神聪

四神聪：在头顶部，百会穴前后左右各1寸，共4穴。

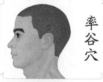

率谷穴

率谷穴：在头部，耳尖直上入发际1.5寸，角孙直上方。

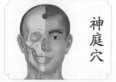

神庭穴

神庭穴：在头前部，前发际正中直上0.5寸。

太阳穴：在头部，眉梢与目外眦之间，向后约1横指处。

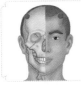

头维穴：在头侧部，额角发际上0.5寸，头正中线旁4.5寸。

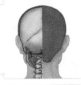

天柱穴：在项部，斜方肌外缘之后发际凹陷处，约后发际正中旁开1.3寸。

劳宫穴：在掌区，平第3掌指关节近端，第2、第3掌骨之间偏于第3掌骨。

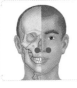

迎香穴：在面部，在鼻翼的外缘中点旁，鼻唇沟中。

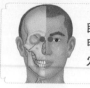

睛明穴： 在面部，目内眦角稍上方的凹陷处。

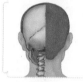

风池穴： 在项部，枕骨之下，胸锁乳突肌与斜方肌上端之间的凹陷处。

❀ **实用小功法**

醒脑提神保健操

《操作方法》

❶ **按揉发根：** 用十指指腹均匀地搓揉整个头部的发根，从前到后，次序不限，务必要全部按揉到。其重点揉搓的穴位是百会穴、四神聪穴、率谷穴、神庭穴。反复3遍，力度适中（图①）。

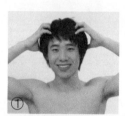

❷ **按揉太阳穴：** 将手掌擦

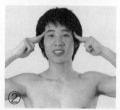

热，用食指和中指贴于两太阳穴处按摩，顺时针转揉9圈，逆时针转揉9圈。也可以用两手拇指指腹分别按在两侧的太阳穴上。用力适中，心中默念数字，顺、逆方向各按摩相同的次数，同时调整呼吸（上页图②）。

《 实际功效 》

此按摩方法能刺激发根处的毛细血管，改善头部的血液循环，从而增加大脑供血。尤其是按摩百会穴、四神聪穴，能调整阴阳，疏通经络，活跃大脑细胞，增强记忆力。当大脑极度疲劳时，按摩太阳穴可以疏通经络气血，从而对大脑产生良性刺激，有助于解除疲劳，止痛醒脑。

神清气爽益智操

《 操作方法 》

① **预备式：**取端正站位，腰脊挺直，双足分开与肩同宽，右手掌心与左手手背重叠，放在小腹部，双目平视前方，呼吸调匀，全身放松，静静地站立1~2分钟（下页图③）。

② **平开天门：**双手拇指指腹以顺时针方向揉按太阳穴5~10圈，以两手食指侧面，从两眉间向

上平抹到前发际处的神庭穴，两手食指轮流进行。两食指侧面用力要均匀一致，和缓有力，反复操作5~10遍。然后直推至头维穴，揉按头维穴5~10圈（图④）。

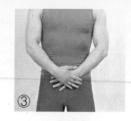

❸ **搓掌浴面：** 先将两手搓热，用两手食指、中指、无名指、小指（或手掌）由额部正中线同时向左右擦拭，至额侧向下擦面颊部。反复操作5~10遍，以有热感为宜（图⑤）。

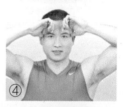

❹ **按揉百会穴：** 将右手食指指腹放在头顶百会穴上，稍用力按揉0.5~1分钟（图⑥）。

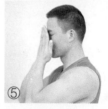

❺ **推揉膀胱经：** 用拇指和食指的指腹捏压脑后的天柱穴，捏一下，松一下，

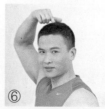

反复操作5~10遍，以有酸胀感为度；再从天柱穴向下沿颈椎两侧膀胱经擦至肩部，反复操作5~10遍（图⑦）。

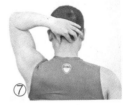

❻ **梳理五经**：双手呈爪状，放在同侧眉部上方，适当用力，从前额梳推至头后部，连续操作10~15遍（图⑧）。

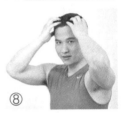

《实际功效》

提神醒脑、改善睡眠、聪耳明目。

头部保健按摩操

《操作方法》

调息

两足分开与肩同宽（坐或站立均可），两手自然下垂于身体两侧，两眼平视前方，全身放松。调整呼吸，缓慢地一吸一

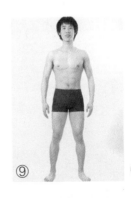

呼反复30遍。同时加入想
象：一吸之间把自然界的
清气吸入肚脐以下，一呼
之间把身体里的废气全部
呼出（上页图⑨）。

头部运动

❶ 双手手心向下，双臂
缓慢向前平举，抬至胸前
（图⑩）。

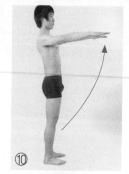

❷ 手掌对搓，温热后，轻
熨双目，此时手掌的劳宫
穴应与双目相对，反复进
行6遍（图⑪）。

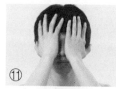

❸ 双手拇指指端揉按太阳
穴，按一定方向揉按6下
即可（图⑫）。

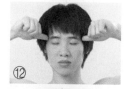

❹ 拇指与其余四指抓眉，
并轻轻上提6下（图⑬）。

❺ 双手握拳，用食指边缘
刮眼眶6下（下页图⑭）。

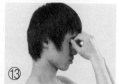

❻ 轻闭双眼，以双手食指

指腹按顺时针方向旋转揉按迎香穴6下（图⑮）。

⑦ 将双手小鱼际搓热，然后反向半合并左右小鱼际，按从上到下的方向来回按摩睛明穴和迎香穴6下（图⑯）。

⑧ 双手拇指分别抵住左右两侧的风池穴，其余手指可以包住头部，按顺时针方向旋转揉按6圈（图⑰）。

《实际功效》

本套操可以促进脑部的气血运行，从而保证大脑有充足的供血量和供氧量，使大脑保持清醒，并有效祛除大脑的疲劳感。整套操既可缓解病痛、又可强身健体。

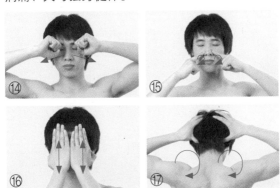

增强免疫力

◎ 实用小功法

十指交叉运动手操

《操作方法》

❶ 双手十指交叉，屏住呼吸，同时使交叉在一起的手指的指尖用力压在对侧手背上约3秒，重复做50遍（图①）。

❷ 双手十指交叉在一起，手指伸直，屏住呼吸，同时手指和手指之间用力，3秒后放松，重复此动作50遍（图②）。

❸ 保持手指相互交叉，将双手手掌合在一起，用力下压，屏住呼吸3秒，然后放松，吐气，解除紧张状态。3秒之后进行同样的动作（图③）。

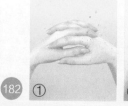
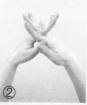
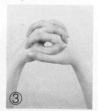

① ② ③

常做十指交叉运动，可以增强人体对疾病的抵抗力及耐受力。

屈伸手指运动

《操作方法》

❶中指反复屈伸30下，有助于缓解心包经上的部分疾病（图④⑤）。

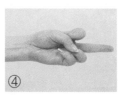

❷拇指反复屈伸30下，有助于改善心神不宁的症状（图⑥⑦）。

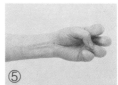

❸小指反复屈伸30下，有助于改善心脏病和小肠病（下页图⑧⑨）。

❹无名指反复屈伸30下，有助于缓解三焦病症（下页图⑩⑪）。

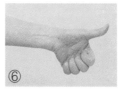

❺食指反复屈伸30下，有助于改善大肠疾病、便秘等（下页图⑫⑬）。

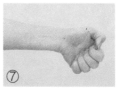

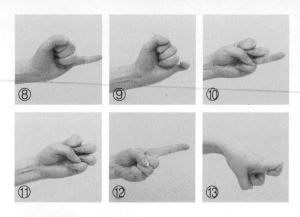

舒筋活络，疏通气血，增强身体的抵抗能力。

双手交叉运动

双手十指交叉，右手拇指压在左手拇指上，然后用力扣紧按压，呼吸；再换一下交叉方式，以左手拇指压在右手拇指上。呼吸15次，每呼吸1次换一下双手交叉的方式。

能缓解全身疼痛，加速胃肠气血循环。

调理脏腑

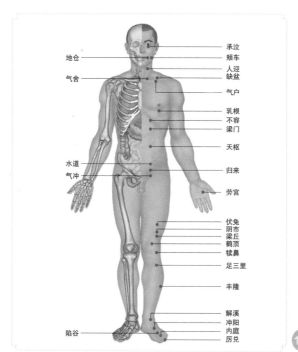

地仓
气舍
水道
气冲

承泣
颊车
人迎
缺盆
气户
乳根
不容
梁门
天枢
归来
劳宫
伏兔
阴市
梁丘
鹤顶
犊鼻
足三里
丰隆
解溪
冲阳
内庭
厉兑
陷谷

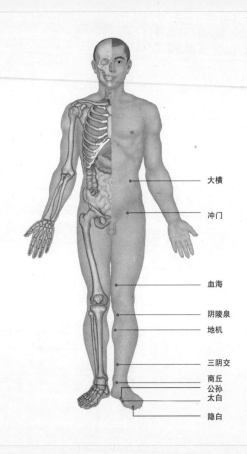

大横

冲门

血海

阴陵泉

地机

三阴交

商丘

公孙

太白

隐白

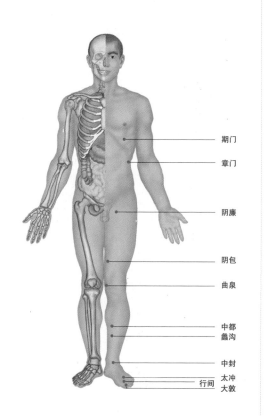

期门

章门

阴廉

阴包

曲泉

中都
蠡沟

中封
太冲
行间
大敦

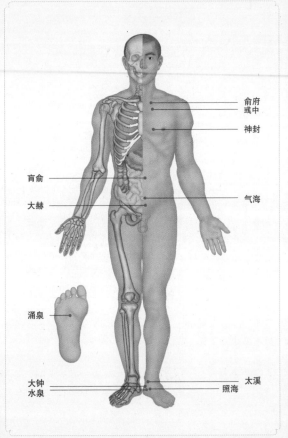

俞府
彧中
神封
肓俞
大赫
气海
涌泉
大钟
水泉
太溪
照海

❀ 实用小功法

循胃经养生疗疾小功法

《操作方法》

❶ 用拇指指腹或食指指腹按揉胃经重点穴位：承泣穴（图①）、地仓穴、颊车穴、人迎穴、气舍穴、缺盆穴。

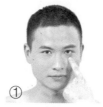

❷ 可用小鱼际轻揉气户穴（图②）、乳根穴（图③）。

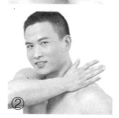

❸ 用掌根按揉不容穴（图④）、气冲穴。

❹ 四指屈曲，用掌根按揉犊鼻穴（下页图⑤）。

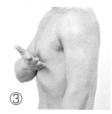

❺ 用拇指、食指对应拿捏膝关节处的内外膝眼穴，力度要适中（下页图⑥）。

❻ 用掌根按揉足三里穴（下页图⑦）、丰隆穴、解溪穴。

❼ 拇指揉按厉兑穴（图

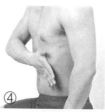

189

⑧）、解溪穴。

❽ 便秘者可加按天枢穴；食欲缺乏、胃痛、腹泻者可加按梁门穴；月经不调、带下过多者可加按水道穴、归来穴；口臭、心烦者可加按内庭穴；肥胖者可加按天枢穴、水道穴、归来穴。

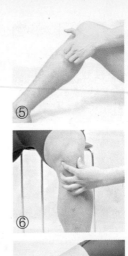

《实际功效》

经常练习此功法可疏通胃经，改善气血循环，缓解胃部疾病，如胃痛、胃胀、腹泻、食欲缺乏均可以通过按摩胃经得到改善。按摩胃经的穴位除了主治肠胃等消化系统问题，对胃经经脉所经过部位的不适同样有辅助的疗效，比如咽喉、头面、口、牙、鼻等器官疾病。

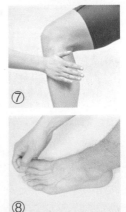

循脾经养生疗疾小功法

❶ 用按摩棒按压隐白穴（图⑨）、商丘穴。

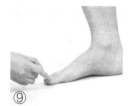

⑨

❷ 用拇指的指腹按揉三阴交穴（图⑩），接着按揉阴陵泉穴。

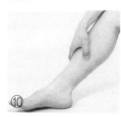

⑩

❸ 用掌根按揉血海穴（图⑪）、冲门穴。

❹ 如便秘或腹泻，可加按太白穴、公孙穴；月经不调、带下过多可加按地机穴；痰湿内盛、形体肥胖可加按大横穴；脾胃虚寒且面色苍白、四肢不温，可加灸三阴交穴、足三里穴。

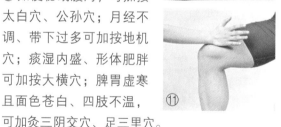

⑪

《实际功效》

　　此功法可疏通脾经经脉，调节全身气血循环，增强脾的运化作用，从而改善脾部不适，尤其对肠胃不适有明显的改善作用。

循肝经养生疗疾小功法

❶ 用按摩棒或拇指指腹按压大敦穴（图⑫）、行间穴（图⑬）、太冲穴、中封穴。

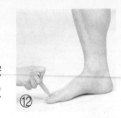

❷ 用掌根按揉蠡沟穴（图⑭）、中都穴、曲泉穴、阴廉穴、阴包穴。

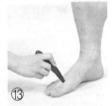

❸ 用两手的小鱼际推擦双侧章门穴（图⑮），接着推擦期门穴。

❹ 如肝阳上亢、烦躁易怒、头痛眩晕、失眠可重点按揉行间穴、太冲穴；月经不调、痛经可重点按揉蠡沟穴、曲泉穴；肝气郁结、胁肋胀痛、腹胀可重点按压或揉按章门穴、期门穴。

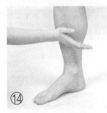

《实际功效》

可通经脉，养肝脏。

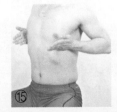

循肾经养生疗疾小功法

《操作方法》

❶ 用拇指的指腹按揉涌泉穴（图⑯）、太溪穴、水泉穴、大钟穴、照海穴。

❷ 用掌根按揉气海穴（图⑰）、大赫穴。

❸ 用双手中指指腹垂直按压肓俞穴、神封穴（图⑱）、彧中穴、俞府穴。

❹ 如阴虚内热、失眠心烦、咽喉肿痛、牙痛可重点按揉涌泉穴、太溪穴、照海穴。

《实际功效》

涌泉穴是肾经的要穴，每日坚持指压涌泉穴能加速血液循环，降血压，也能使毛发具有光泽、白发变黑，延缓衰老，有助于改善虚寒症状及妇科疾病。上述小功法有利于祛热补虚、止痛消炎，对于调节多种肾脏不适均有显著作用。

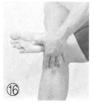
⑯

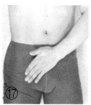
⑰

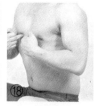
⑱

强肾固本操

《操作方法》

❶ 双手对搓发热后，紧按腰眼穴处，稍停片刻，然后用力向下搓到尾骨部位。然后再回头重搓，每次做50~100遍，每日早、晚各1次（图⑲）。

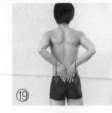

❷ 双手轻握拳，用拳眼或拳置于腰部旋转按摩，每次5分钟左右（图⑳）。

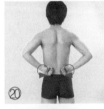

❸ 双手握拳，轻叩腰部；也可用手捏抓腰部皮肤，每次做3~5分钟（图㉑㉒）。

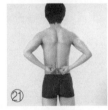

《实际功效》

用掌搓腰部，不仅可温暖腰部、疏通经络和强壮腰肌，而且能起到聪耳明目、固精益肾和延年益寿的作用。另外，该套功法还有助

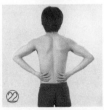

于防治男性的遗精、早泄和女性的痛经、月经失调等病症。

和胃健脾操

《操作方法》

❶ **正襟危坐**：两手扣于膝盖上，中指放在髌骨韧带上，食指轻点内膝眼穴，无名指轻点外膝眼穴，掌心劳宫穴贴在髌骨上方的鹤顶穴，小指置于膝关节外侧胆经所过位置，拇指置于内侧脾经所过位置。调整上身保持中正，留意于手掌与膝关节的接触位，手掌可以感到膝关节内温暖舒适。也可以同时配合向外勾足尖以锻炼足三里穴的方法。时间随意，以感到舒适为度。但因"久坐伤肉"，不可过度练习，以免适得其反（下页图㉓）。

❷ **掌熨三穴**：坐姿同上，仅手掌位置不同。先两掌对擦至热，然后双手掌心向下，用掌心的热度温熨大腿前外侧足阳明胃经的伏兔穴、阴市穴和梁丘穴，每穴温熨的时间可根据舒适度自由选择，并可反复搓摩温熨（下页图㉔）。

❸ **坐抻足阳明**：坐于椅子或凳子上，小腿分开与

地面垂直，足跟用力蹬，足尖用力内勾，使腿部足阳明胃经循行线上的肌肉绷紧，坚持片刻，会感到腿部肌肉发酸，或感到肌肉发热甚至颤抖，坚持一会儿，慢慢放松。练习过程中如果口中唾液增多，要分次咽下，用意念送入小腹。练习时意念最好专注于腿部（图㉕）。

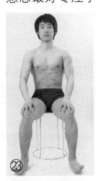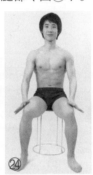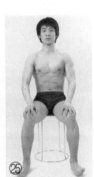

㉓ ㉔ ㉕

❹ **卧抻足阳明：** 临睡前，坐于床上，两腿并拢伸直，蹬足跟，勾足尖，两目注视前方，尽可能不眨眼。两手扣于膝盖，方法与正襟危坐相同。如果伸直腿后上身不能保持身体垂直中正者，可以把臀部垫高，或者坐在沙发边上，把尺放在地上练习。仰卧平躺姿势，屈膝或伸直腿，仍然为蹬足跟、勾足尖姿势。还可以配合两手托天理三焦

姿势或者环抱姿势练习。有些人一伸懒腰蹬腿就会腿肚抽筋，可采用蹬足跟、勾足尖的方法蹬腿伸懒腰，则可以最大程度地避免小腿抽筋的情况（下页图㉖㉗㉘㉙）。

⑤ **搓摩胃经：**一侧足跟放在另侧足背上，用自身肢体的重量按压肝经的太冲穴、行间穴及胃经的冲阳穴、陷谷穴、内庭穴。另外，晚上躺在床上也可按摩胃经：做一个"4"字腿的姿势，用屈腿向外循按另一条腿的胃经腧穴（下页图㉚㉛）。

⑥ **刺激足三里穴：**如果站着，就前伸一只脚，然后勾足尖。如果坐着，可以两只脚一起勾足尖。坚持一会儿就会感到足三里穴往下有发热，这个方法可以有效刺激足三里穴周围。自己不敢针刺，又怕艾灸烟熏，也不愿拍打穴位者，可以经常采用这种方法。另外，如果足尖外勾，则可以刺激胆经的阳陵泉穴（下页图㉜㉝）。

《实际功效》

脾胃经循行于腿的两侧和胸腹部，经常揉搓或敲打两腿或推摩胸腹部，可有效地滋养脾胃，促进脾胃经的气血循环，使脾胃功能正常化，并有助于改善与脾胃有关的多种疾病的症状。

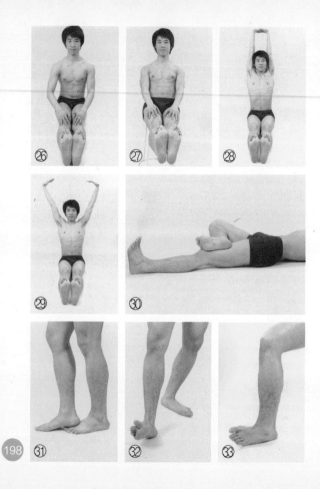

调理膀胱经

❶ **面壁蹲立：**面对墙壁，做下蹲起立的练习。初练时可离墙稍远一些，两手可先交叉置于胸前，做下蹲起立的练习；然后可将两手合十置于两乳头连线之间的膻中穴，做下蹲起立的练习；再将两手自然垂于身体两侧，做下蹲起立的练习；最后将手交握于背后，做下蹲起立的练习。

每天每个动作坚持做3分钟即可。随着锻炼的深入使的腰背力量的增加，然后逐渐缩短足尖与墙的距离，最后足尖抵住墙壁时仍然能蹲起自如，这可以最大限度地锻炼足太阳膀胱经，增强腰背及腿部的力量，同时也锻炼了心包经，使心情保持舒畅，并能有效地改善心脏功能（下页图㉞㉟㊱㊲㊳）。

❷ **阴阳相交：**取坐位或卧位，把一足的外缘置于另一足的内缘上，使足部的膀胱经腧穴与脾经腧穴互相踩压，即可有效地刺激膀胱与脾两经足部的穴位，使气血循环更加顺畅，促进身体健康（下页图㊴）。

有的人经常小腿抽筋；有的人两腿无力、下蹲时感到一根筋"短"；有的人腰背疼痛，这些都可能是足太阳膀胱经气血不利导致的。因为足太阳膀胱经与身体诸经均有联系，是人体最长、最粗大的一条经，所以足太阳膀胱主经的病，可通过此小功法达到柔筋、养筋的目的。

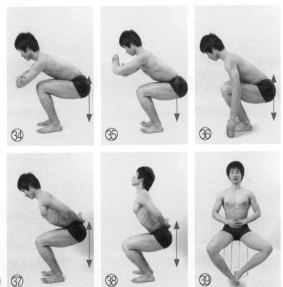

减压解乏

❀ 实用小功法

呼吸扩胸法

《 操作方法 》

把口闭上，鼻子吸一口气，吸气时胸廓一定要用力扩张。当吸满胸腔后再由嘴吐出，吐气时，一定要用力收缩胸廓。

《 实际功效 》

此法对理顺脏腑的气血循环有着一定的作用，有助于解乏减压、缓解疲劳。

抖动手脚

《 操作方法 》

仰卧在床上，举起手脚并微微抖动，持续2分钟。

《 实际功效 》

此功法可活血通经，改善困乏、无力等不适症状。

手部瑜伽运动

《操作方法》

❶手臂伸直，用力握拳，吸气的同时向上立起手腕；吐气，同时下压手腕。重复做5遍（图①②）。

❷使手腕做左右运动，即从水平状态开始，吐气时向左或右运动，吸气时恢复原状。左右运动重复5遍（图③④）。

❸手腕处于水平状态，握拳，从左向右转一圈，然后从右向左转一圈，反复5遍（图⑤⑥）。

《实际功效》

此套手部瑜伽对缓解大脑疲劳效果尤佳。

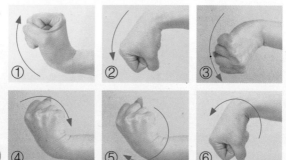

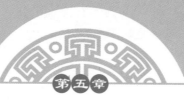

第五章
美容美体小功法

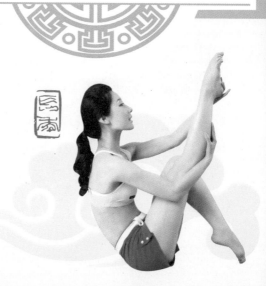

美容养颜

主要穴位标准定位

漏谷穴

漏谷穴：在小腿内侧，内踝尖与阴陵泉穴的连线上，内踝尖上6寸，胫骨内侧缘后方。

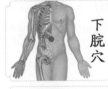

下脘穴

下脘穴：在上腹部，前正中线上，脐中上2寸。

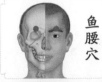

鱼腰穴

鱼腰穴：在额部，瞳孔直上，眉毛正中。

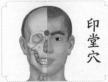

印堂穴

印堂穴：在额部，两眉头中间。

❀ 实用小功法

祛皱

《操作方法》

❶ 使眉毛向上运动，尽量把两眉抬高，使额头形成横向皱纹，保持这种动作1分钟，再快速恢复原状，如此重复8~10遍（图①）。

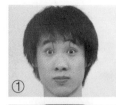

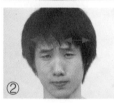

❷ 使眉毛做横向运动，尽量让眉毛左右分开、合拢，重复8~10遍（图②）。

《实际功效》

人体末梢神经大都分布在真皮组织里，活动面部肌肤能有效地刺激末梢神经，从而加强面部肌肤的收缩力，提高肌肤弹性，减少皱纹，使肌肤更加丰满结实。

祛痘

《操作方法》

❶ 盘腿坐下，立起一侧膝盖。竖起拇指按压漏

谷穴。呼气时默念
"1，2，3"，用力
按压穴位；吸气时默
念"4，5，6"，放
松，重复做5~6遍。
另一侧也按相同方法
进行（图③）。

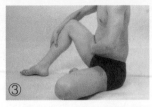

❷ 仰卧，屈膝。两
手中指叠放在下脘
穴上，立起手指垂
直下压。呼气时默念"1，2，3"，用力按压穴
位；吸气时默念"4，5，6"，放松，重复做
5~6遍（图④）。

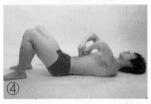

《实际功效》

　　此动作可以加速排泄，减轻面部痤疮，起到
排毒养颜的作用。

改善气色

《操作方法》

❶ 取俯卧位，按摩者用软毛刷分别沿脊背中线及
脊背两旁由上而下刷擦，反复各5下，至被按摩者

感觉温热为宜（图⑤）。

❷腰背以脊柱为中线，按摩者用手掌分别置于脊柱左右两旁上下推擦10下，至被按摩者的腰背部感觉温热为宜（图⑥）。

❸按摩者双手握拳，将拳眼对准被按摩者的腰背部，由肩背部沿着膀胱经路线捶打至足跟，也可以从胁肋部沿着胆经路线捶打至足外踝部，反复捶打数次即可（图⑦）。

❹取站位，按摩者双手半握拳，轻轻地捶击被按摩者的背部，先由上至下，再由左向右，反复操作数次（图⑧）。

《实际功效》

通过腰部、背部等部位的按摩，可以促进经脉

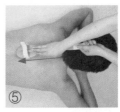

⑤

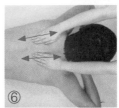

⑥

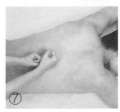

⑦

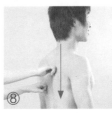

⑧

气血循环，从而改善气色和精神状态。

抗皱

❶ 洁面后，将润肤膏均匀涂抹于脸和脖子上，用中指或无名指指腹轻轻按揉面部1分钟，至产生微热感为宜（图⑨）。

❷ 用双手中指从口角向上至面颊颧骨处滑动，然后再从颧骨经上颌角向耳垂滑动（图⑩）。

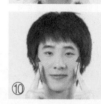

❸ 用双手无名指按压眉毛离鼻子最近的部位，同时用中指按压鱼腰穴；然后用中指指腹摩擦鼻尖，以减少鼻根部和眼周的皱纹。

❹ 将食指、无名指并拢分别放在两眉中间鼻根处，中指放在印堂穴处，按压10下；然后由上而下，再由下而上按揉眉心2分钟，以减少鼻根部和额上的皱纹。

本功法可以轻松抚平眼周的细小皱纹，甚至

有助于改善深浅不一的鱼尾纹，该功法适用于各个年龄段的人群。

祛斑

《操作方法》

❶ 仰躺在床上，双脚略微分开，左膝盖弯曲并向右边压去，身体继续保持平躺。与此同时，右手臂使劲转向左边。整个过程中，左边的肩膀要保持不动，最后恢复到起始姿

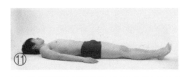

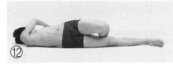

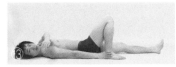

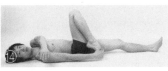

势。然后换另一侧做同样动作（图⑪⑫）。

❷ 右手握着右脚脚踝，使右足掌贴着地面向臀部移动，尽可能贴近臀部。与此同时，左手臂绕过上身转向右侧，掌心向下，手指触地。接着右手将右脚踝抬起，左手继续保持转向右边不变，坚

209

持几秒后恢复到起始姿势。整个过程中，右边的肩膀要保持不动。然后换另一侧做同样动作（上页图⑬⑭）。

可疏通面部经络，改善面部的血液循环。

面部美容

《操作方法》

❶ 正坐于椅子上，表情自然，面带微笑，腰背挺直，下颌稍微抬起，张大鼻孔，紧闭双唇。深吸气，两腮用力鼓起；深呼气，使气流从紧闭的双唇间呼出。重复5~8遍（图⑮）。

❷ 紧闭双唇，两腮用力鼓起，两手食指分别按压两侧嘴角。重复3~4遍（图⑯）。

❸ 鼓起左腮，并用力吹气，使气流通过左嘴角呼出；鼓起右腮，用力吹气，使气流从右嘴角呼出。重复

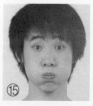
⑮

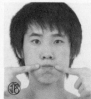
⑯

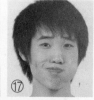
⑰

5~8遍（上页图⑰）。

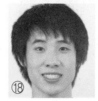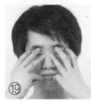

④ 鼓起两腮，让气流在口腔内从左到右、从右到左往返流动。重复做5~8遍。

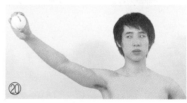

⑤ 咬紧牙齿，嘴唇微张，然后再闭合。重复做6~8遍（图⑱）。

⑥ 练习发"啊""咿""噢"的声音。重复做6~8遍。

⑦ 拇指、小指相捏合，让掌心紧贴两颊，闭眼，食指放在眼外侧，无名指放在眼内侧，用中指轻轻按压上眼皮，重复做5~8遍（图⑲）。

⑧ 头部坚持不要转动，手拿一个网球，并慢慢移动，眼睛注视着慢慢移动的网球，同时数20下，然后闭上眼睛数3下（图⑳）。

《实际功效》

　　本功法有助于消除面部皱纹。

亮发乌发

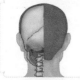

风池穴

风池穴： 在项部，枕骨之下，胸锁乳突肌与斜方肌上端之间的凹陷处。

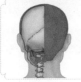

天柱穴

天柱穴： 在项部，斜方肌外缘之后发际凹陷处，约后发际正中旁开1.3寸。

❀ 实用小功法

头部啄按操

《操作方法》

❶ 将双手五指分开成爪形，环抱整个头顶，拇指固定，其余四指轻轻按压头皮，至头皮感觉发热为宜（下页图①）。

212

❷ 单手五指捏拢，先沿头顶中线由前向后做敲啄

动作，然后在头顶两侧沿膀胱经由前向后敲啄，最后五指分开在外侧沿胆经由前向后敲啄。每条线敲啄5下，力度适中（图②③）。

通过按摩头部的某些特效穴位和特定的经络，有助于改善少白头、头发干枯等问题，还能使人的精力变得更加旺盛。

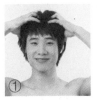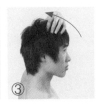

头部穴位按摩操

《操作方法》

❶ 两手中指分别按住两侧的风池穴进行揉捏，至感觉到酸胀为宜。

❷ 双手食指指端分别按压对侧的天柱穴各3分钟。

《实际功效》

此功法有助于滋生毛发，并使头发变得乌黑靓丽且富有光泽。

美体纤身

● 实用小功法

美体按摩操

《操作方法》

❶ 取俯卧位，按摩者用手掌掌面沿腰背部足太阳膀胱经推摩，推摩时力度要适中，反复8~10遍。

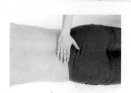

❷ 将手掌置于被按摩者的腰骶部，持续横擦8~10下（图①）。

❸ 双手手掌重叠放于被按摩者的臀部最高处，向四周做放射状推搓，反复5~10分钟（图②）。

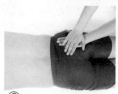

❹ 从被按摩者的足跟至大腿的筋肉自下而上捏拿，反复20遍（图③）。

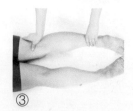

❺ 被按摩者改为仰卧位，按摩者用双手由下而

上从踝部搓摩至大腿根部，再从大腿根部搓摩至腹股沟部，反复8~10遍（图④）。

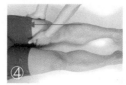

⑥ 用双手手掌同时置于被按摩者的身体前正中线两侧，缓慢向两侧推摩至腋中线，推摩时用力要稍重，胸部推摩后再推摩腹部（图⑤）。

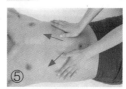

⑦ 被按摩者改为坐位，按摩者将左手大鱼际置于被按摩者颈部脂肪堆积处，反复摩擦（图⑥）。

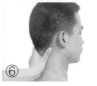

⑧ 按摩者双手握住被按摩者的肘关节，自下而上搓揉至肩部，反复搓揉10遍（图⑦）。

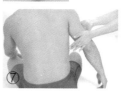

《实际功效》

　　上述按摩操可促进体内气血循环，帮助消耗体内多余的脂肪，起到减肥瘦身的作用。

丰胸美体操

《 操作方法 》

❶ 用左手拇指指腹在右侧乳房上部，即锁骨下方着力，均匀柔和地向下直推至乳房根部，再沿原路线推回，反复20~50遍。换右手按摩左侧乳房，重复相同动作20~50遍。

❷ 用右手掌根和掌面自胸正中部着力，横向推按左侧乳房直至腋下，返回时用五指指面将乳房组织带回，反复20~50遍。换左手按摩右乳房，重复相同动作20~50遍。

❸ 每晚睡前用温热毛巾敷两侧乳房3~5分钟。

❹ 用手掌从上、下、内、外四个方向朝乳头方向推赶乳房，推赶时力度要适中，动作缓慢，每个方向各10下，以无疼痛、无不适感为宜。

❺ 双手合抱乳房，朝乳头方向合力推挤乳房，反复10下，以无疼痛、无不适感为宜。

❻ 拇指和食指对捏乳头，力度以不感到疼痛为宜，反复20下。

《 实际功效 》

　　乳房按摩可帮助塑造乳房完美的曲线，还可丰胸，从而实现美体的目的。

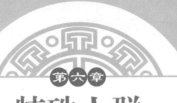

第六章

特殊人群
保健小功法

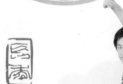

久坐族

◈ 实用小功法

减压小功法

《操作方法》

❶ 坐在椅子上，轻轻缩紧下巴，将双手手指交叉互握放在后枕部，手、肘关节尽量往后拉，停留5秒，放松，重复做5遍（图①）。

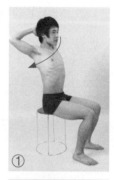

❷ 坐在椅子上，双手向后交叉互握于下背部，双手向后，并往上抬，使背部拱起，停留5秒，放松，重复做5遍（图②）。

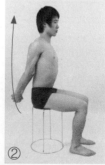

❸ 坐在椅子上，右脚抬起到椅面高度，双手抓住右足踝，停留5秒，放松；然后换左腿抬起到椅面高度，双手抓住左足踝，停留5秒，

放松，重复做该动作5遍
（图③）。

④ 站起来，双手轻轻扶在腰的后方，身体尽量向后舒展，直到腹部肌肉有拉伸的感觉为宜，同时头向后仰，停留5秒，放松。重复做5遍（图④）。

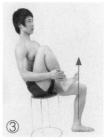

③

可以促进和加速身体血液循环，使大脑供血充足，进而有助于凝神安心，提升精神，增强记忆力，并帮助集中注意力。

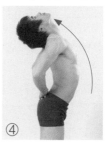

④

---养·生·笔·记---

久坐族适合的运动锻炼

◎上述的有氧操简单易行，除了居家练习还可以在办公室里进行。但是动作一定要轻柔，切不可碰翻了办公用品。

◎久坐族还可以利用周末进行游泳、瑜伽等锻炼，尤其是游泳对改善因久坐引起的颈椎病有好处。

电脑族

◎ **实用小功法**

解乏小功法

《操作方法》

❶ 用双手揉搓耳部36下（图①）。

❷ 双手五指自然分开，从前向后，先以各指指端快速轻击头皮，力度逐渐加重。最后改用手指拍击头皮36下（图②）。

❸ 用双手手掌轻轻抚摸头部，将头发从前向后理顺，呼吸稍稍加深并减慢，数次后恢复平静呼吸。类似练功者收功的情形，因此，这个动作被形象地称为"抚头收功"（图③）。

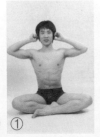
①

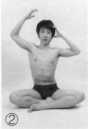
②

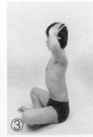
③

上述小功法具有健脑功效，不仅能帮助集中注意力，而且还可改善头部和面部的血液循环，能够使人头脑清醒、记忆力加强，并可帮助缓解疲劳和压力。

养·生·笔·记

电脑族适合的生活习惯

◎不能长时间操作电脑，一般在工作时最好能隔一段时间站起来活动一下，眺望远处，让眼睛放松一下。

◎操作电脑时注意动作要正确，一般眼睛要离屏幕40~50厘米，腰部保持挺直，最好能靠着椅背，或者椅背后准备一个靠垫。肩臂尽量放松，肘关节保持弯曲90°。

◎室内电脑操作的环境要温度适宜，通风透亮，最好电脑旁边摆放一些花草，这样有助于防辐射和减少灰尘。

孕妇

❖实用小功法

对付妊娠反应小功法

《操作方法》

❶端坐于椅子上，双脚并拢，腰部挺直，双手轻轻放于小腹上，身体放松，保持自然呼吸（图①）。

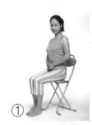

❷左手轻按小腹不动，右手从身体侧面缓缓抬起，手心朝向自身，指尖朝上，同时向右转头（图②）。

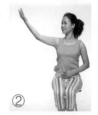

❸当手抬高至一定高度时，手和身体同时向右转（图③）。

❹将身体左转回复端坐姿势，将右手慢慢拉回到小腹上。当右手放在小腹上时，左手缓缓抬起，向左转头，然后身体和手同时向左方转。如此左右交

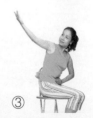

替进行（图④）。

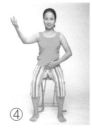

本法对于克服妊娠反应
（害喜）的主要症状极为有
效，尤其对头晕、恶心、呕
吐、倦怠、食欲缺乏等症状的

④

改善和缓解效果尤佳，非常适合准妈妈在怀孕早
期练习。

胸贴地猫式运动

《操作方法》

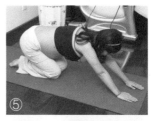

双膝跪在垫子
上，深呼吸；两手伸
直，向前放于膝盖前
方的垫子上，抬起臀
部，依次放下腰部、
胸部；最后下颌贴
地，停留6~10秒，
深呼吸；还原，将呼
吸调整均匀，再重复
1~2遍（图⑤⑥）。

⑤

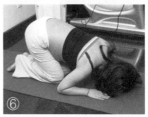

⑥

223

　　经常做此练习可使背部、臀部、肩部、腰部得到充分伸展，避免腰酸背痛，并能纠正胎位，有助于顺利分娩。

利用家具做运动

〖操作方法〗

❶ 准妈妈先轻轻地趴在床上，两手分开与肩同宽，深深低头，腰背部向上拱起呈圆形；然后抬头挺腰，腰背伸直，重心前移。做时可配合呼吸，每天早晚各做5次左右（图⑦⑧）。

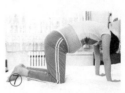
⑦

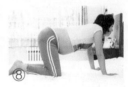
⑧

❷ 准妈妈仰卧在床上，两手伸直放在身体两边，手心向下，屈膝，足掌平放在床上，两足并拢；慢慢地有节奏地用膝盖画半圆形，带动大小腿左右摆动，双肩要紧靠在床上。

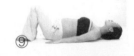
⑨

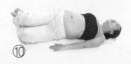
⑩

每天早晚各做1次，每次3分钟（上页图⑨⑩）。

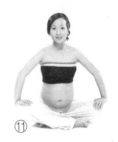

⑪

❸ 准妈妈先盘腿坐在床上，挺直腰背部，两手轻轻地放在膝盖上，每呼吸1次，手就按压1下，反复进行。按压时，要用手腕向下按压膝盖，注意不要突然用力，应一点点地加力，让膝盖尽量接近床面（图⑪）。

《实际功效》

准妈妈可以巧妙地利用身边的家具，如床、椅子、桌子等作为辅助道具，做室内运动，不仅可以强化准妈妈的心肺功能，消耗身体脂肪，预防妊娠高血压综合征的发生，还有利于顺利分娩。

前后推手运动

《操作方法》

❶ 准爸爸和准妈妈面对面端坐，双方均右腿伸直、左腿弯曲，双手掌心相对（下页图⑫）。

❷ 准爸爸用左手轻轻地将准妈妈的右手向后推，

一直推至准妈妈胸前。同时，准妈妈用左手轻轻地将准爸爸的右手推回至准爸爸的胸前（图⑬）。

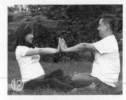

❸准爸爸用右手轻轻地推动准妈妈的左手。如此反复操作即可（图⑭）。

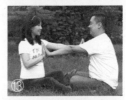

《实际功效》

推掌动作可以加速手掌的血液循环，使手掌变得温热，从而起到按摩手掌穴位的作用，以达到调节内脏功能、刺激腺体、促进准妈妈内分泌平衡的目的。

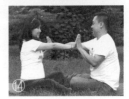

能量交流运动

《操作方法》

❶准爸爸和准妈妈面对面地端坐，准爸爸将双腿微屈，并略微分开，准妈妈将双腿放在准爸爸的双腿上，夫妻俩两手掌心相对。双方面带

微笑凝视着对方的双眼，感受着两人能量正通过手掌和双眼进行传递和融合（图⑮）。

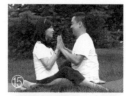

❷ 端坐一会儿后，准妈妈可以躺在准爸爸怀里，好好地放松放松（图⑯）。

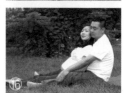

《实际功效》

通过这个练习，可以增进夫妻感情，更能够通过两人的热量交换，起到促进血液循环、改善机体功能、促进准妈妈身心放松的作用。

夫妻背对背运动

《操作方法》

❶ 夫妻俩背对背盘腿坐立，挺直腰背，自然呼吸（图⑰）。

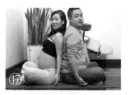

❷ 夫妻俩都双手握拳，屈肘，将双拳放于腰部两侧（图⑱）。

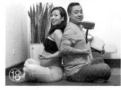

❸ 松开拳头，深呼吸，夫妻俩同时向身体两侧伸展手臂，使手臂与肩同高，手臂贴着手臂，保持2分钟（图⑲）。

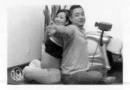

❹ 夫妻俩同时向上抬起手臂，准妈妈的手臂要贴着准爸爸的手臂，保持2分钟。还原，此动作重复做5遍（图⑳）。

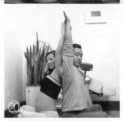

《实际功效》

经常做此操不仅能够伸直腰背，缓解腰痛，同时还能锻炼骨盆底肌肉，利于以后分娩，并且还能增进夫妻感情。

下蹲练习

《操作方法》

❶ 准爸爸与准妈妈相对站立，两人手相握，准妈妈的双腿左右分开，准爸爸向前迈一步（图㉑）。

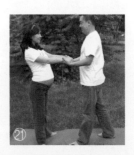

❷ 准爸爸挺直脊柱，而准妈妈慢慢下蹲，并用力收缩骨盆底肌肉（图㉒）。

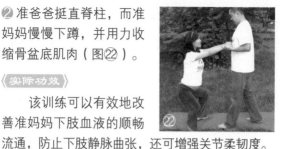

《实际功效》

该训练可以有效地改善准妈妈下肢血液的顺畅流通，防止下肢静脉曲张，还可增强关节柔韧度。

跪坐举臂练习

《操作方法》

准妈妈的膝盖自然分开，足尖靠拢，然后跪坐在足跟上。准妈妈将手臂慢慢上举，准爸爸双手牢牢地扶住准妈妈的骨盆，并轻轻地做按压的动作（图㉓㉔）。

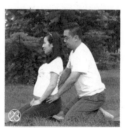

《实际功效》

此练习可扩张骨盆和髋关节，促进胎儿顺利下降到骨盆内。

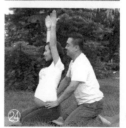

婴幼儿

促进智力发育的足部按摩

《操作方法》

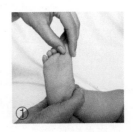

①妈妈先将手搓热，然后将宝宝右足握在掌心，另一只手的拇指与食指捏住宝宝的跟趾，轻轻按揉跟趾底面（图①）。

②另一足也同样进行。

《实际功效》

跟趾底面是大脑髓海的反射区。经常按摩能给大脑以良性刺激，从而促进大脑发育，使宝宝更聪明。

全套足底按摩操

《操作方法》

太阳经的位置。

❷一手抓住宝宝的足趾，另一手轻轻搓揉宝宝足跟的内外侧。

❸用指头从宝宝的足跟到蹋趾轻按或画小圆圈，然后沿着足背推过去再推过来，重复2~3遍。

❹在足趾与足掌相接处画小圆圈，而且要从小趾往蹋趾按，然后从头再按1遍即可。

❺妈妈可以哼唱一首宝宝熟悉的歌曲，并将手指在宝宝的足趾上绕圈。

❻轻柔地用手指从宝宝的足背朝足趾处画过去，轻拍足背。

❼把宝宝的右足握在手中，用拇指、食指、中指指腹捏住宝宝的足趾，从足趾根部抚摸至足趾尖；由小趾开始到蹋趾结束，依次进行。左足也如此。

❽用两只手的手指指腹握住宝宝的右足，两个拇指放在宝宝的足跟处，然后相互交替向足尖处抚摸，可边微笑着与宝宝沟通边进行此项动作。左足也如此（图②）。

❾将宝宝的右足踝夹在两

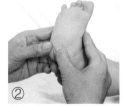

②

手间，轻轻地搓动两手。
左足也如此（图③）。

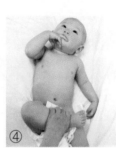

此按摩可使宝宝释放
出紧张情绪，并会加深宝
宝的呼吸，有助于食物的消化，对于消除宝宝胀
气问题特别有效。

促进排泄的按摩

《操作方法》

❶ 将宝宝的右足踝握在左
手中，尽量使之靠近宝宝
的腹部，臀部就会自然提
起（图④）。

❷ 用左手将宝宝右腿抬
起，用整个手掌如画大圆
般按摩骶骨部位。然后握
住宝宝双足，尽量使之靠
近宝宝的腹部，按摩整个
臀部和双腿（图⑤）。

❸ 将宝宝的左踝握在右手

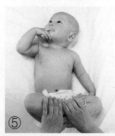

232

中，尽量使之靠近宝宝的腹部，左臀部会自然抬起（图⑥）。

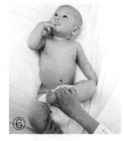

④右手握住左腿，用整个手掌如画大圆般按摩骶骨部位。然后握住宝宝双足，尽量使之靠近宝宝的腹部，按摩整个臀部和双腿（图⑦）。

《实际功效》

促进宝宝排泄系统、肢体与骨骼的发育，改善宝宝下半身的血液循环。

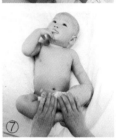

提高免疫力的按摩

《操作方法》

①右手握住宝宝右手腕，左手从宝宝左肩部向臂部抚摸；然后稍微将宝宝的手臂向外挪，并轻轻拉直手臂。反复做3~4遍（下页图⑧）。

②右手握宝宝右手腕，用左手掌下缘与手指指腹合力揉捏宝宝手臂。右手臂同样按摩（下页图⑨）。

❸ 结束前两个动作后，可以用双手同时揉捏宝宝的手臂，让宝宝彻底地放松（图⑩）。

❹ 然后再将手滑至宝宝的小手处轻轻揉捏（图⑪）。

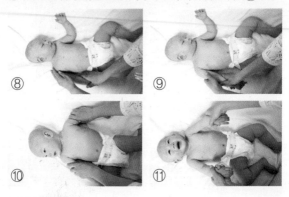

⑧

⑨

⑩

⑪

《实际功效》

　　人体的腋下有许多淋巴管和淋巴结，淋巴液在淋巴管中流动，淋巴液中所含的淋巴细胞是白细胞的一种，具有杀灭细菌或微生物的作用。按摩可以刺激淋巴结，直接或间接地促进淋巴细胞的分泌，杀死细菌等微生物。被杀死的微生物可通过汗腺排出体外。可以使用按摩油，它可有效地清除通过汗腺被排出体外的细菌及微生物，预防疾病。

让宝宝肌肤更细嫩的按摩

❶ 双手抱住宝宝的头部，两拇指置于下颌处，轻轻向上滑动，直至耳前侧。重复动作3~4遍（图⑫）。

❷ 两拇指放在宝宝口周处，轻轻向耳前侧滑动。重复动作3~4遍（图⑬）。

❸ 拇指置于宝宝鼻翼两侧，轻轻地向耳前侧滑动。重复动作3~4遍（图⑭）。

❹ 两手抱住宝宝的头部，两拇指放在宝宝的两眉中心，向耳前缓缓滑动。重复动作3~4遍（图⑮）。

《实际功效》

　　此动作可滋润皮肤，松弛肌肉，并具有催眠功效，可有效改善宝宝的睡眠状况。

按摩脊柱操

❶ 将双手平放在宝宝的脊柱两侧（对于较小的宝宝，只能用指腹），平滑地向上按摩至肩膀处，再由肩膀按回到臀部上方，经过臀部按摩至腿后。该动作连续做3~4遍（图⑯）。

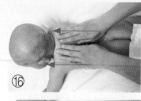

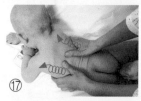

❷ 用两拇指指腹沿宝宝的脊柱两侧向上转小圈，按摩至肩部。重复动作3~4遍（图⑰）。

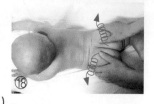

❸ 按摩臀部，从臀中间开始沿弧线向外进行。重复动作3~4遍（图⑱）。

　　脊柱是支撑身体的支柱，除了支撑头部和上体之外，还负责保护脊髓，可以说是人体最重要的部位之一。经常为宝宝按摩后背，可帮助脊柱发育，增强平衡能力。

被动操运动

❶ **开跨运动：** 妈妈用双手从宝宝的腿窝处握住宝宝的双腿，将双腿同时向外侧慢慢地拉开（图⑲）。

❷ **拉起运动：** 妈妈让宝宝握住自己的拇指，然后再用其他四个手指撑住宝宝的手背，慢慢地拉起宝宝，直至宝宝在坐立的位置（图⑳）。

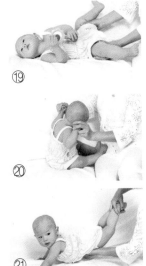

⑲

⑳

㉑

❸ **降落伞运动：** 妈妈用一只手从上面抓住俯卧着的宝宝的足踝，抬起下肢、腹部，直到胸部，另外一只手做保护动作（图㉑）。

《实际功效》

　　能有效促进宝宝的各种肢体能力和智力的发展。

充满爱意的胸部抚触法

《操作方法》

❶ **I**：用右手在宝宝左腹由上至下画一个英文字母"I"（图㉒）。

❷ **L**：在宝宝胸腹部由左至右画一个反写的"L"（图㉓）。

❸ **U**：在宝宝胸腹部由左至右画一个"U"（图㉔）。

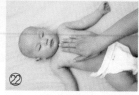

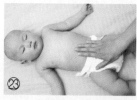

《实际功效》

通过手的抚触，理顺气血，使宝宝的呼吸保持顺畅，有利于放松身心。

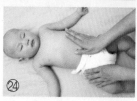

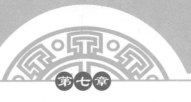

第七章

简易传统小功法

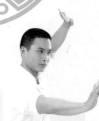

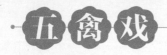

五禽戏

❀ 实用小功法

手型练习

《操作方法》

❶**虎爪：** 五指张开，虎口握圆，各指骨间关节弯曲内扣（图①）。

❷**鹿角：** 拇指伸直外展，食指、小指伸直，中指、无名指弯曲内扣（图②）。

❸**熊掌：** 食指压在拇指指端上，其余四指并拢弯曲，虎口撑圆（图③）。

❹**猿钩：** 五指指腹捏拢，屈腕（下页图④）。

❺**鸟翅：** 五指伸直，拇指、食指、小指向上翘起，无名指、中指并拢向下（下页图⑤）。

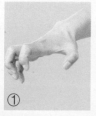

①

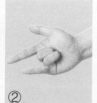

②

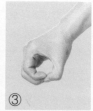

③

⑥**握固：**拇指抵在无名指近节掌侧，其余四指屈拢收于掌心（图⑥）。

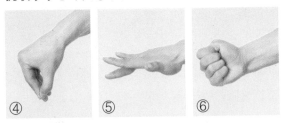

④　　　　⑤　　　　⑥

《实际功效》

　　本功法可细化到掌、指、腕等部位，同时配合手指、腕关节的运动，以达到增强远端血液微循环的目的，缓解或者消除大脑疲劳。

起势调息

《操作方法》

❶**松沉：**站立，两足分开同肩宽。在两手上举前，身体应先做个向下松沉的动作，松沉的实质就是让脊柱微屈与骨盆微前倾，同时两膝关节微屈。在做松沉动作时应注意肩关节也

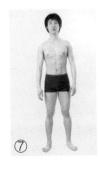

⑦

同时放松，即做到"沉肩坠
肘"（上页图⑦）。

❷**圆活：**在松沉的基础上，
微伸膝、微伸髋，使骨盆微
后倾，双手上提；当两手上
提接近胸高时，伸腰、伸
胸，使胸廓微开展，同时两
手一边上提一边内合，从而
使两手在上提与内合的"转
弯处"自然画出圆弧形（图
⑧⑨）。

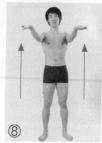

《实际功效》

  本功法练习的目的是调
整呼吸，使身体放松，为练
功做好准备。

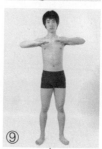

虎戏

《操作方法》

  第一式——虎举

❶ 两手掌心向下，十指张
开，再弯曲成虎爪状，同时

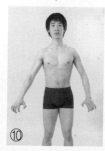

目视前方（上页图⑩）。

❷两手外旋，小指先弯曲，其余四指依次弯曲握拳，两拳沿体前缓慢上提；至肩前时，十指张开，举至头上方再弯曲成虎爪状，目视两掌。随后两掌外旋握拳，拳心相对，目视两拳（图⑪）。

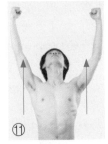

❸两拳下拉至肩前时，拳变掌下按。沿体前下落至腹部前，十指张开，掌心向下，目视两掌（图⑫）。

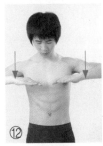

❹重复以上动作3遍后，两手自然下垂于身体两侧，双目平视前方。

第二式——虎扑

❶两足分开与肩同宽，身体保持正直，两手握空拳，沿身体两侧向上提至肩前上方（图⑬）。

❷两手向上、向前画弧，十

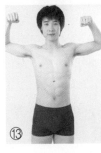

指弯曲成"虎爪",掌心向下；同时上体前俯，挺胸塌腰，目视前方（图⑭）。

❸ 两腿屈膝下蹲，收腹含胸，同时两手向下画弧至两膝外侧，掌心向下，目视前下方（图⑮）。

❹ 两腿伸直，松髋，挺腹，后仰，同时两掌握空拳，沿体侧向上提至胸侧，目视前上方。

❺ 右腿屈膝提起，左腿站直，两手上举（图⑯）。

❻ 右腿向前迈出一步，足跟着地，左腿屈膝下蹲成左虚步，同时上身前倾，"虎爪"向前、向下扑至膝前两侧，掌心向下，目视前下方。随后上体抬起，左腿收回，开步站立，两手自然下落于身体两侧，目视前方（下页图⑰）。

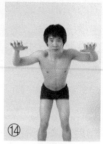

⑭

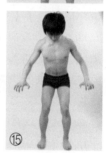

⑮

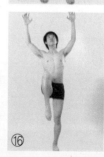

⑯

⑦做完以上动作后换另一侧做重复动作。重复一遍后，两掌举至胸前，两臂屈肘，两掌内合下按，调息至自然站立。

⑰

《实际功效》

常练此功法可调节气血、疏通经络，还能帮助维持脊柱的生理曲线。

鹿戏

《操作方法》

第一式——鹿抵

①两腿微屈，右足经左足内侧向右前方迈步，足跟着地；身体左转，握空拳左摆，左手摆动的高度与肩齐平，右手绕腹前置于左臂下，目视左拳（图⑱）。

②右腿与左腿后交叉，足尖踏实；左腿蹬实；身体右转，两掌成鹿角状，由上、右、后画弧，指尖朝后，左臂弯曲平伸，肘抵靠左腰，

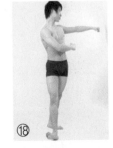

⑱

右拳举至头，向右后方伸抵，指尖朝后，目视右足跟。身体右转，左足收回，开步站立，两手由上、右、下画弧，握空拳落于体前（图⑲⑳）。

第二式——鹿奔

❶左足向前跨一步，屈膝，右腿伸直呈左弓步，握空拳向上、向前画弧至体前，双目平视前方（图㉑）。

❷右膝伸直，足掌着地，左腿屈膝，低头，弓背，收腹，两臂内旋，两掌尽量前伸，左、右两拳均成鹿角状（下页图㉒）。

❸上身抬起，右腿伸直，左腿屈膝呈左弓步状，两臂外旋，握空拳，两拳上举高度与肩齐平，同时目视前方（下页图㉓）。

❹左足收回，两足自然分开站立，与肩同宽，身

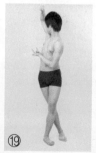

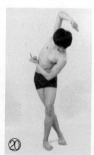

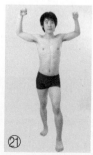

⑲　　　　　　⑳　　　　　　㉑

体保持直立状态，同时两拳变两掌，自然、放松
地落于身体两侧，目视前方（图㉔）。

　　鹿戏主肾，鹿抵时腰部左右扭动，尾闾运转，
而腰为肾之腑，通过腰部的活动和锻炼，可以极
大地刺激肾脏，起到壮腰强肾的作用；鹿奔时胸
向内含，脊柱向后凸，形成竖弓状，通过脊柱的
运动使命门开合，进而强壮人体督脉，舒筋活
络，促进经脉气血循行。

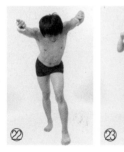 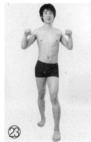 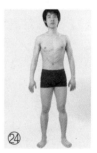

㉒　　㉓　　㉔

熊戏

《操作方法》

　　第一式——熊运

❶ 两掌握空拳成熊掌状，垂于下腹部；目视两拳。

❷以腰、腹为轴，上身做逆时针摇晃；两拳沿右胁、上腹、下腹部画圆；双眼随之环视（图㉕㉖㉗）。

❸重复第一步的动作，换另一方向重复练习。做完最后一步，两拳变掌下落，自然垂于身体两侧，目视前方。

第二式——熊晃

❶左髋上提，用力向上牵拉，使左足离地，左腿向左前侧伸出，握空拳成熊掌状，上身尽量保持正直，目视左前方（下页图㉘）。

❷左足向左前方落地，右腿伸直，身体右转，左臂内旋前靠，左拳摆至左膝前上方；右拳摆至体后，目视右后方（下页图㉙）。

❸身体左转，右腿屈膝，左足向前伸直，拧腰晃肩，两臂向后呈弧线摆动，右拳摆

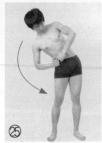

㉕

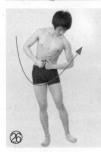

㉖

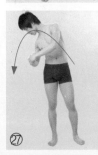

㉗

至左膝后上方，左拳摆至体后；目视左前方（图㉚）。

④换另一侧重复练习。

五禽中，熊的动作笨拙有力，笨中却蕴含灵巧。熊戏仿效熊的沉稳，力求表现出雄劲自然的神态。熊戏主脾，熊运时身体以腰为轴运转，使中焦气血通畅，对脾胃起到挤压按摩的作用；熊晃时，身体左右晃动，疏肝理气，有健脾和胃的强大功效。脾胃主运化水谷，脾胃功能一旦正常，不仅可以增强消化系统功能，还可以为身体提供充足的营养物质。经常练习熊戏，能改善脾胃虚弱症状。还能强腰固肾，有效地缓解腰酸背痛、肾虚、身体虚弱等症状和不适。

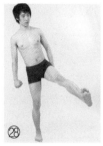

㉘

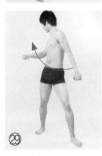

㉙

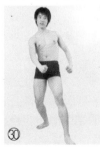

㉚

249

猿戏

㉛

第一式——猿提

❶ 两掌在体前，手指伸直分开，再屈腕握拳，随后将拳变成"猿钩"（图㉛）。

❷ 两手上提至胸，两肩上耸；收腹提肛，同时头向右转；目随头动，视身体右侧（下页图㉜㉝）。

❸ 头转正，两肩下沉，松腹落肛；"猿钩"变掌，掌心向下；目视前方（下页图㉞）。

❹ 两掌沿体前按落于体侧，目视前方（下页图㉟）。

❺ 换另一侧重复练习。

第二式——猿摘

❶ 右足向左后方退一步，足尖点地，左腿屈膝，左臂屈肘，左掌成"猿钩"收至左腰侧，右掌向上前方提起，掌心向下。

❷ 左足踏实，屈膝下蹲，右足收至左足内侧，足尖点地成右丁步，左掌向下经腹前向左上方画弧至头左侧；目随左掌动，再转头注视左前上方（下页图㊱）。

❸右掌内旋，掌心向下，沿体侧下按至左髋侧，目视右掌，右足向右前方迈出一大步，左腿蹬伸，右腿伸直，左足尖点地；右掌经体前向右上方画弧，举至右上侧变"猿钩"，左掌向前、向上伸举，曲腕撮钩，成采摘势（图㊲）。

❹换另一侧重复练习。

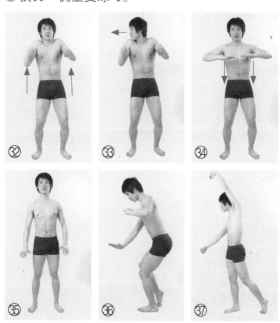

㉜　　㉝　　㉞

㉟　　㊱　　㊲

五禽戏中，猿戏仿效猿猴之灵巧。猿戏主心，通过练习猿提功法可以使心经血脉通畅；猿摘时上肢大幅度运动，可以对胸廓起到挤压按摩作用。猿戏还可以增强神经和肌肉反应的灵敏性，使紧绷的大脑神经放松下来，促进脑部的血液循环，改善脑部的供血情况，并能增强腿部的力量和身体的平衡能力。

鸟戏

《操作方法》

第一式——鸟伸

❶ 两腿分开站立，两掌在下腹部前方相叠（图38）。

❷ 两掌举至头上方，指尖向前，身体微前倾，提

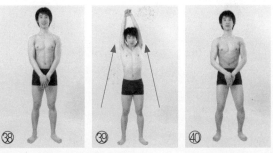

㊳　　㊴　　㊵

肩，缩项，挺胸，塌腰，目视前下方（上页图㊴）。

❸ 两腿微屈下蹲，两掌相叠下按至下腹，目视前方（上页图㊵）。

❹ 右腿蹬直，左腿伸直向后抬起，两掌分开成"鸟翅"，摆向体侧后方，抬头，伸颈，挺胸，塌腰，目视前下方（图㊶）。

❺ 换另一侧重复练习。

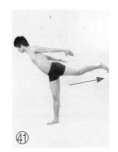

㊶

第二式——鸟飞

❶ 还原上式，即两腿微屈；两掌成"鸟翅"状，合于下腹，目视前下方。

❷ 左腿伸直，右腿屈膝提起，小腿下垂，两掌成展翅状，在体侧平举向上，目视前方（图㊷）。

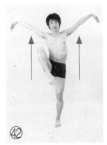

㊷

❸ 右足落至左足旁，足尖着地，两腿微屈，两掌合于下腹前，

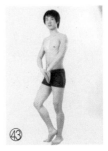

㊸

目视前下方（上页图㊸）。

④ 左腿伸直，右腿屈膝提起，小腿下垂，两掌举至头顶上方，目视前方（图㊹）。

⑤ 右足落至左足旁，足掌着地，两腿微屈，两掌合于腹前，目视前下方。

⑥ 换另一侧重复练习。

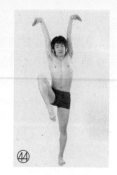

《实际功效》

　　鸟戏仿效鸟之轻捷。练习时，要表现出轻灵迅捷的神韵。常练鸟戏可以增强人体呼吸功能，使胸闷气短、鼻塞流涕等症状得到缓解。

收势

《操作方法》

① 站立，两腿分开，与肩同宽，两掌经体侧上举至头顶上方，掌心相对，目视手掌（图㊺）。

② 两掌指尖相对，沿体前缓慢下按至腹前，同时调

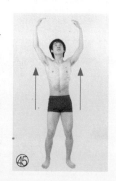

匀呼吸，目视前方。重复2~3遍以上动作即可（图㊻）。

❸ 两手缓慢在体前画平弧，掌心相对，其高度与脐平，目视前方（图㊼）。

❹ 两手在腹前合拢，虎口交叉，叠掌，双眼微闭静养，调匀呼吸，意守丹田（图㊽）。

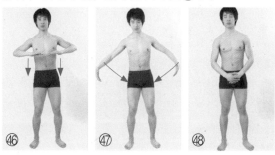

㊻　㊼　㊽

❺ 数分钟后，两眼慢慢睁开，两手合掌，在胸前搓擦至热（下页图㊾）。

❻ 双手掌紧贴面部，上下摩擦，做浴面动作3~5遍（下页图㊿）。

❼ 两手掌向后沿头顶、耳后、胸前下落，目视前方（下页图51）。

❽ 左足提起向右足并拢，前足掌先着地，随之全足踏实，恢复成预备势；目视前方。

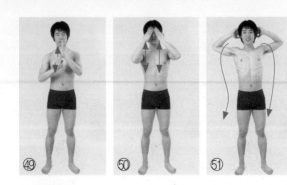

㊾ ㊿ 51

五禽戏的最后一步就是收势——引气归原。所谓引气归原，即让气息逐渐平和，亦将练功时所得体内、体外之气导引归入丹田，起到和气血、通经脉、理脏腑的功效，从而可以及时地帮助人体恢复健康、祛除病痛和诸多不适，并有效地缓解精神压力，有助于改善自身的身体状况和精神状况等。

养·生·笔·记

起势和收势很重要，练习五禽戏时，一定要认真对待。

八段锦

◈ 实用小功法

坐式八段锦

《操作方法》

❶ 宁神静坐： 采用盘膝坐式，正头竖颈，两目平视，松肩虚腋，腰脊正直，两手轻轻相握，置于小腹前的大腿根部，坚持静坐3~5分钟（下页图①）。

❷ 手抱昆仑： 将前臂交叉，自身体前方缓缓抬起，经头顶上方将两手掌心紧贴在枕骨处，手抱枕骨向前用力，同时头向后用力。如此进行10遍左右（下页图②③）。

❸ 指敲玉枕： 两手掩住双耳，两手的食指相对，贴于后脑两侧，随即将食指搭于中指的指背上，然后将食指滑下，以食指的弹力叩击后脑两侧，使两耳有咚咚之声。如此指敲后脑两侧各10下左右（下页图④）。

❹ 微摆天柱： 头部略低，使头部肌肉保持相对紧张，以颈为轴，将头向左右频频转动。如此一左

一右地缓缓转动脖颈20下左右（图⑤）。

⑤ **手摩精门**：做自然深呼吸数次后，闭息片刻，随后将两手搓热，以双手掌推摩后腰左右两边20下左右（图⑥）。

⑥ **左右辘轳**：两手自腰部顺势移向前方，两足向前平伸，手指分开，稍作屈曲，双手自胁部向上画弧如车轮形，像摇辘轳那样自后向前做数次运动，随后再按相反的方向由前向后做数次环形运

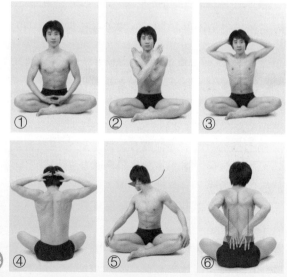

①　②　③

④　⑤　⑥

动（图⑦）。

⑦托按攀足： 双手十指交叉，掌心向上，双手作
上托举；稍停片刻，翻转掌心朝前，双手向前按
推。稍停顿，即可松开交叉的双手，顺势做弯腰
攀足的动作，用双手攀两足的足心，两膝关节不
要弯曲。如此锻炼数次（图⑧⑨⑩）。

⑧任督运转： 正身端坐，鼓漱吞津，意守丹田，
以意引导内气自丹田沿任脉下行至会阴，接督脉
沿脊柱上行，
至督脉终结处
再循任脉下行
（图⑪）。

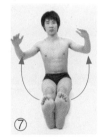

⑦

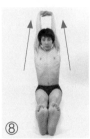

⑧

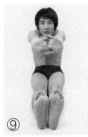

⑨

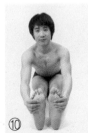

⑩

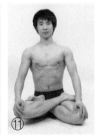

⑪

有利于宁心安神，对于
失眠多梦、注意力不集中、心
烦意乱等症状有改善作用。

站式八段锦

《操作方法》

❶ 双手托天理三焦： 自然站
立，两足分开与肩同宽，含
胸收腹，腰脊放松。正头平
视，双手自体侧缓缓举至头
顶，转掌心向上，用力向上
托举，足跟也随双手的托举
而起落，托举数次后，双手
转掌心朝下，沿体前缓缓按
至小腹，还原（图⑫）。

❷ 左右开弓似射雕： 身体下
蹲，呈"骑马步"，双手虚握
于两髋之外侧，随后自胸前向
上画弧，提于与乳平高处。右
手向右拉至与右乳平高，与

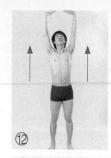

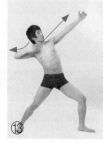

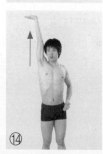

乳距约两拳左右，意如拉紧弓弦，开弓如满月；左手捏弓背，向左上方伸出，转头向左，视线通过左手食指凝视远方。稍作停顿后，顺势将两手向下画弧收回胸前，收回左腿，还原（上页图⑬）。

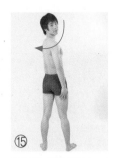
⑮

❸ 调理脾胃臂单举：右手缓缓自体侧上举至头，翻转掌心向上，并向右外方用力托举，同时左手下按附应。举按数次后，右手沿体前缓缓下落，还原至体侧。（上页图⑭）。

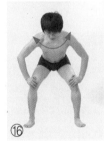
⑯

❹ 五劳七伤往后瞧：双足分开与肩同宽，双手自然下垂，头部微微向右转动，两眼目视右后方，稍停顿后，缓缓转正，再缓缓转向左侧，目视左后方，稍停顿，转正（图⑮）。

❺ 摇头摆尾祛心火：双膝下

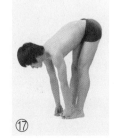
⑰

蹲，呈"骑马步"。两目平视，双手反按在膝盖上，双肘外撑。以腰为轴，将躯干画弧摇转至左前方，稍停顿后，随即向相反方向转，画弧摇转至右前方。反复10遍左右（上页图⑯）。

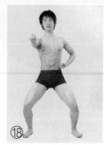

⑥ **两手攀足固肾腰：**两腿绷直，以腰为轴，身体前俯，双手顺势攀足（上页图⑰）。

⑦ **攒拳怒目增力气：**身体呈"骑马步"。双手握拳，右拳向前方击出，顺势头稍向右转，两眼通过右拳凝视远

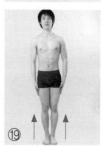

方，左拳同时后拉。随后，收回右拳，击出左拳，反复10遍左右（图⑱）。

⑧ **背后七颠把病消：**两足并拢，两手臂自然下垂，手指并拢，顺势将两足跟向上提起，稍作停顿，将两足跟下落着地。练习10遍左右（图⑲）。

〖实际功效〗

本功法能促进血液循环，疏通气血。

养生操

◎ 实用小功法

站养生桩

《操作方法》

❶ 自然呼吸，内外放松，松肩下垂，身躯挺直；不思考，不用力，想天空虚阔，洗空情缘和坐俗万虑。两足分开与肩同宽，膝盖部稍弯曲，感觉"咯噔"一下即可。目视前方。膝盖不超过足尖，可使膝盖不受太大的力，把重心放在前足掌的2/3处；腰略后突，胯微下坐，臀部慢慢地往后靠，如同坐一个高凳，似坐非坐，以保证小腹松圆（图①）。

❷ 双手抬起，曲肘两臂平行。双手回抱，手抱在胸前做一个深呼吸，用鼻吸气，口微张；想象自己是在公园里散步，观赏着美丽的景色，呼吸着新鲜的空气，甚至可以嗅到松柏树散发出的

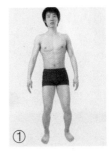

①

阵阵香气，这时的思想和肌肉将自然地进入放松状态。手掌心内凹，十根手指张开以后，里面的关节往里面夹，外面的关节往外面顶，虎口是圆撑的。腕关节不能僵死，两个肩膀撑开。十指之间要如同夹一根香烟，双手如同抱一个氢气球（图②）。

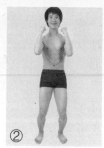

❸双手保持原位不动，双肘稍微向外展开，双手高不过眉。设想站立在齐胸深的温水中，身体随波晃动，在煦暖的阳光下，舒舒服服地站着（图③）。

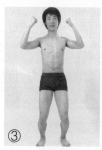

❹双肘抬到比双手稍低的位置，双手略高于肩，把注意力放在身体上（图④）。

❺双肘再稍抬高，但仍略低于双手。等身体放松下来时，用心感受身体与水波之

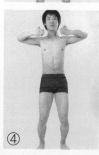

间的阻力（图⑤）。

⑥ 双手十指自然张开，做抱球状，身体放松，气沉于小腹。两足平铺于地，与肩同宽，全身放松，双手在胸前环抱，臀部慢慢地往后靠，如同坐一个高凳（图⑥）。

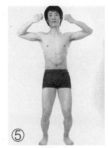

⑤

《实际功效》

站桩对神经系统、肌肉及新陈代谢问题都有良好的疗效。

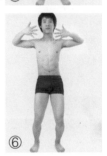

⑥

咽津养生操

《操作方法》

❶上身自然挺直，安然坐于凳上，两足分开与肩同宽，两手轻放于大腿上，嘴唇微合，全身放松，摒除杂念。

❷自然呼吸，先用舌搅动口齿，一般是先左后右，先上后下，依次轻轻搅动各36下，用力柔和自然；然后用舌尖顶住上腭1~2分钟，促使口腔分泌唾液，待口中唾液满时，鼓腮含漱36下即可

（图⑦）。

❸漱津后，轻闭双目，将口中津液分3小口咽下。此功清晨、午休、睡前都可做（图⑧）。

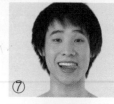

⑦

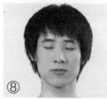

⑧

《实际功效》

咽津可灌溉五脏六腑，滋润肢体肌肤，增强消化功能。

叩齿养生操

《操作方法》

晨起先叩臼齿（后）36下，次叩门齿（前）56下，再错牙叩犬齿（侧）各36下，最后用舌舔齿周

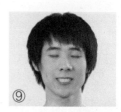

⑨

3~5圈。早、中、晚各叩齿1次，多做效果更佳（图⑨）。

《实际功效》

叩齿既可巩固牙龈和牙周组织，又可兴奋牙神经、血管和牙髓细胞，对牙齿健康大有益处。